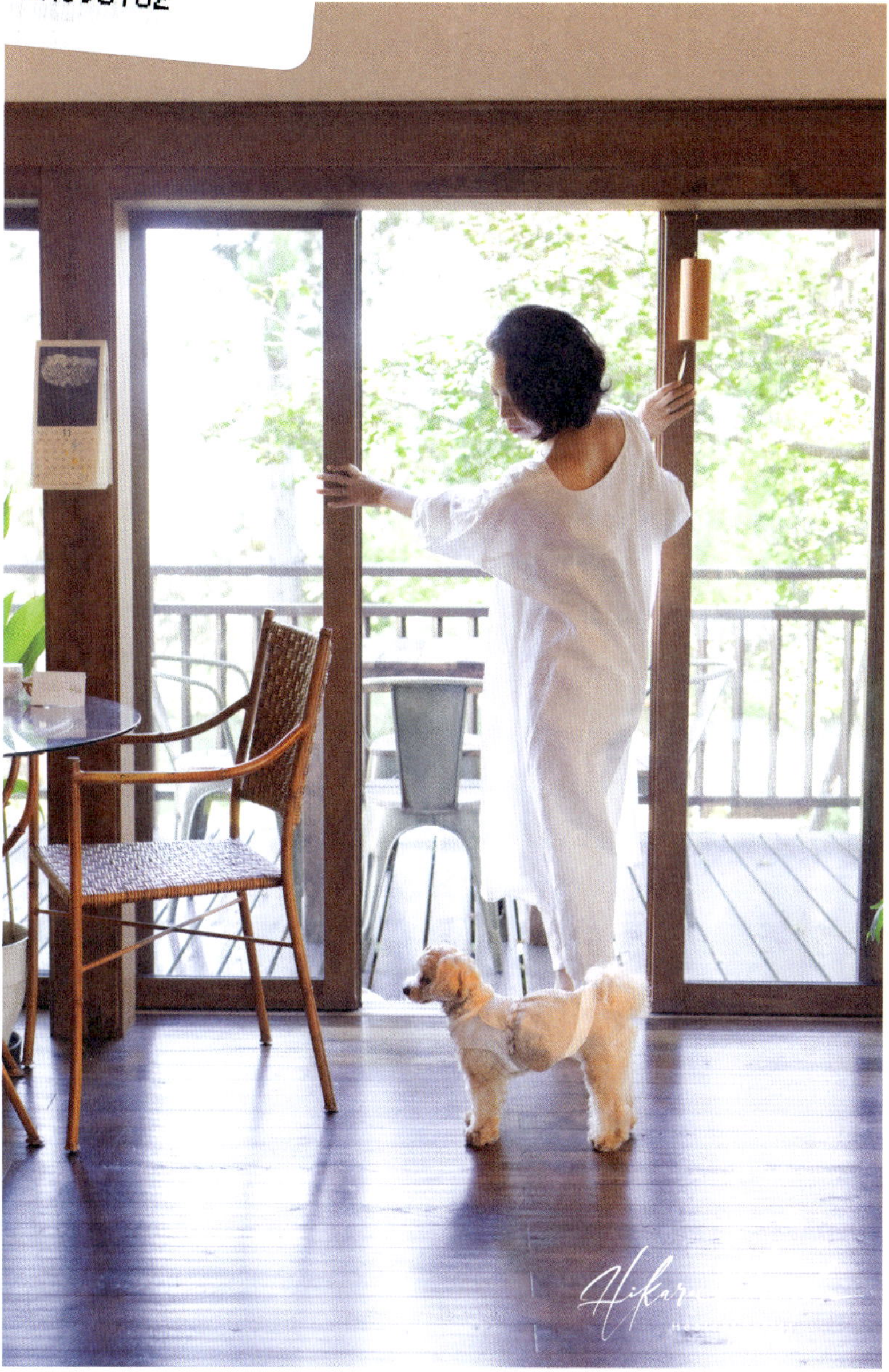

サロンにて

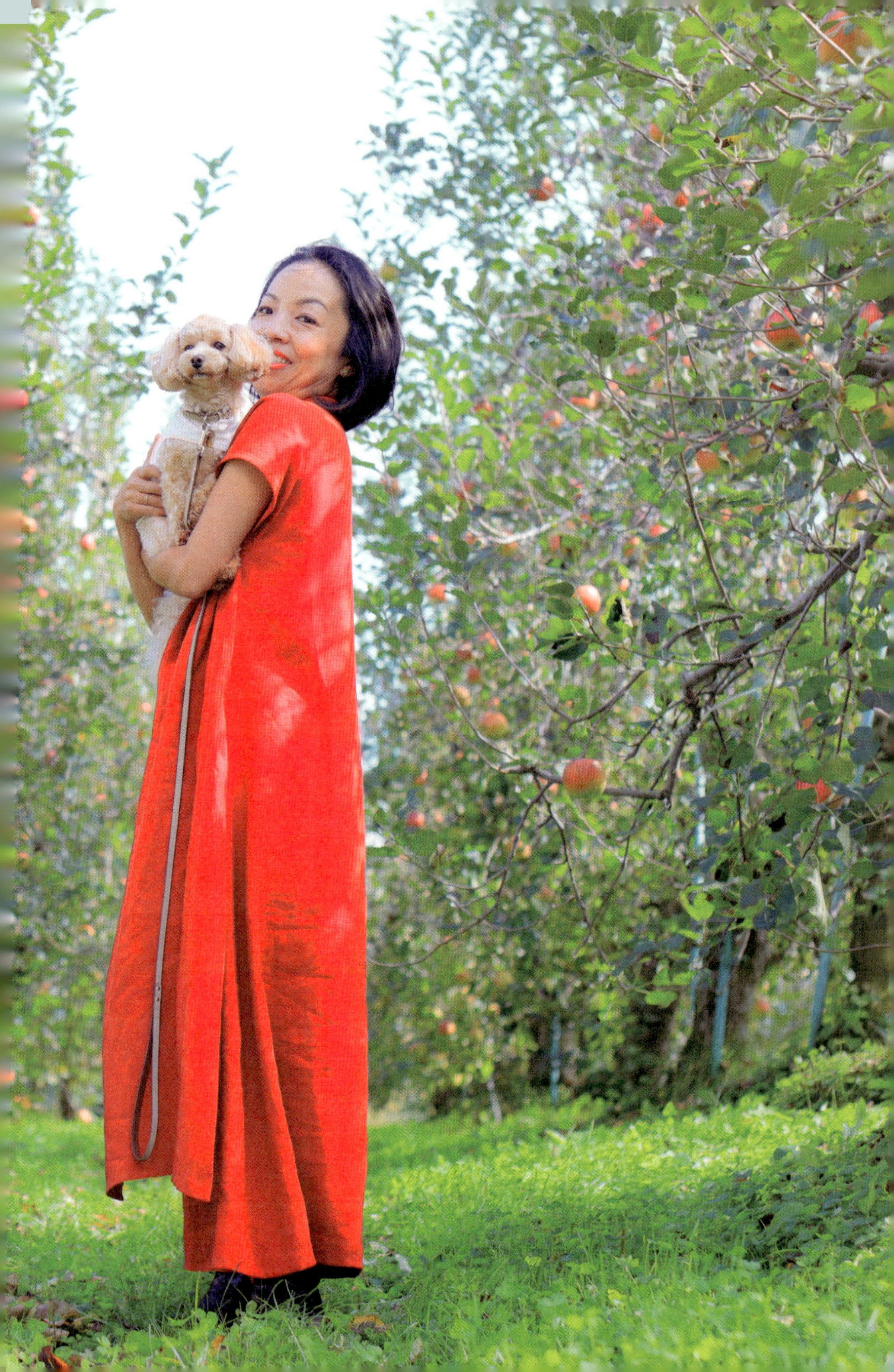

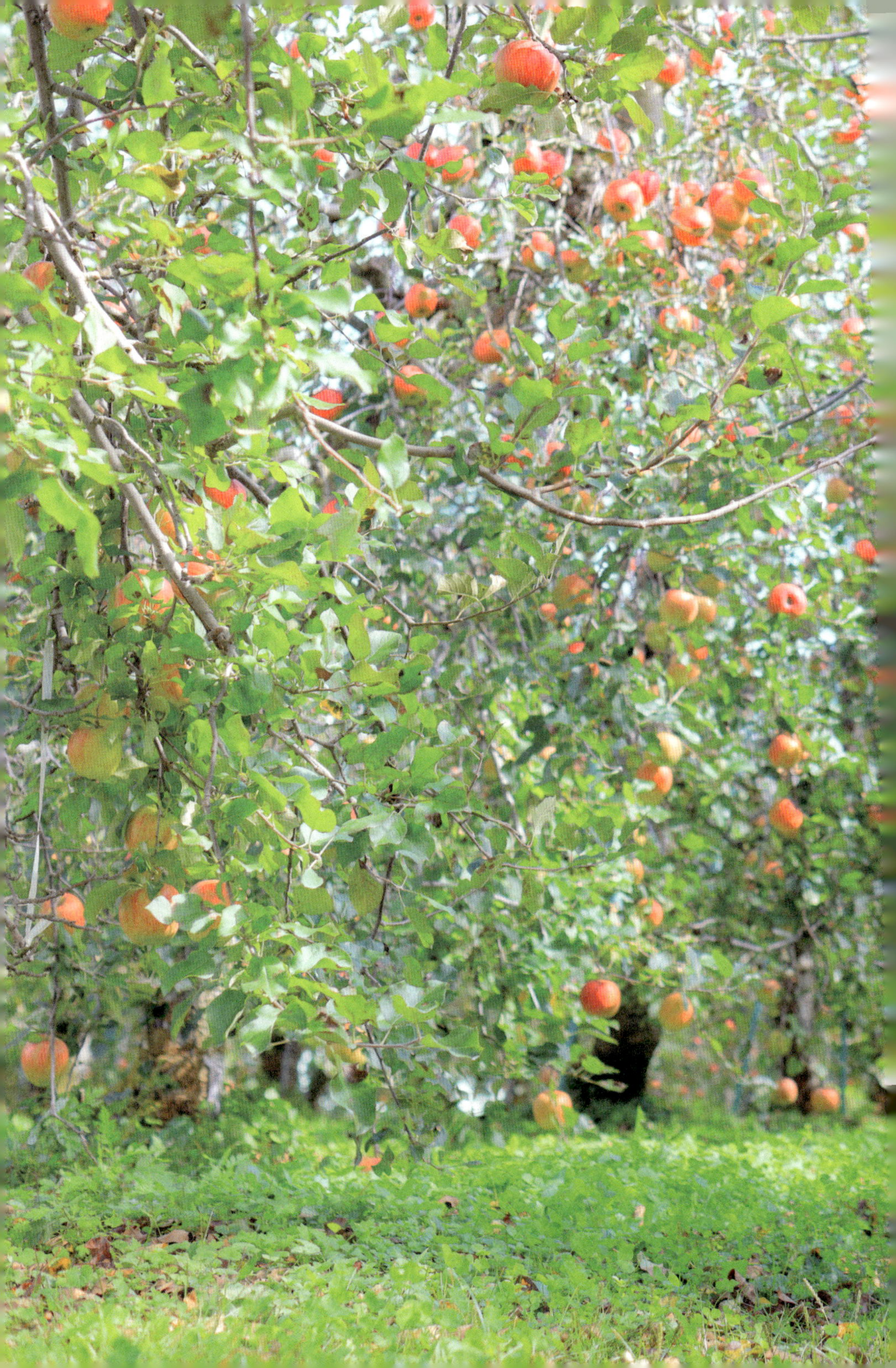

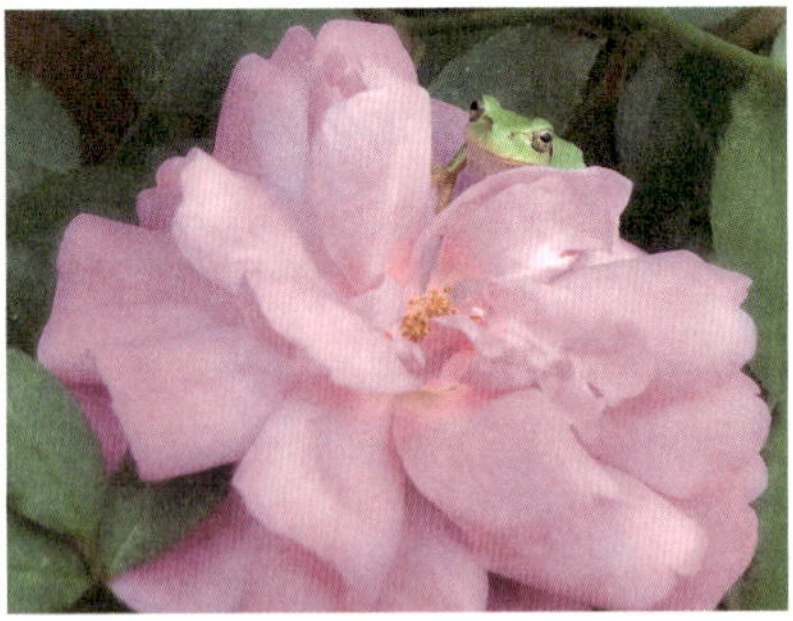
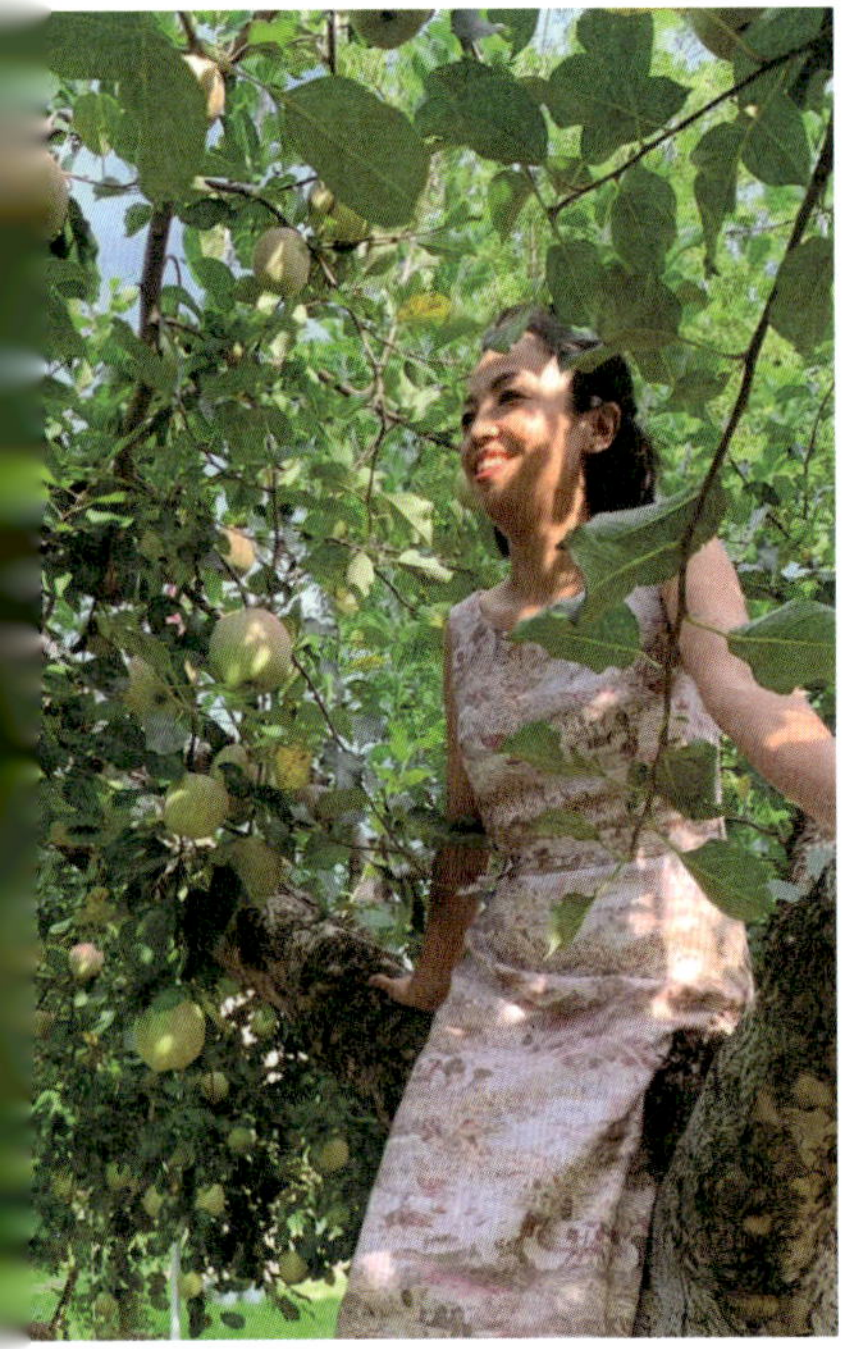
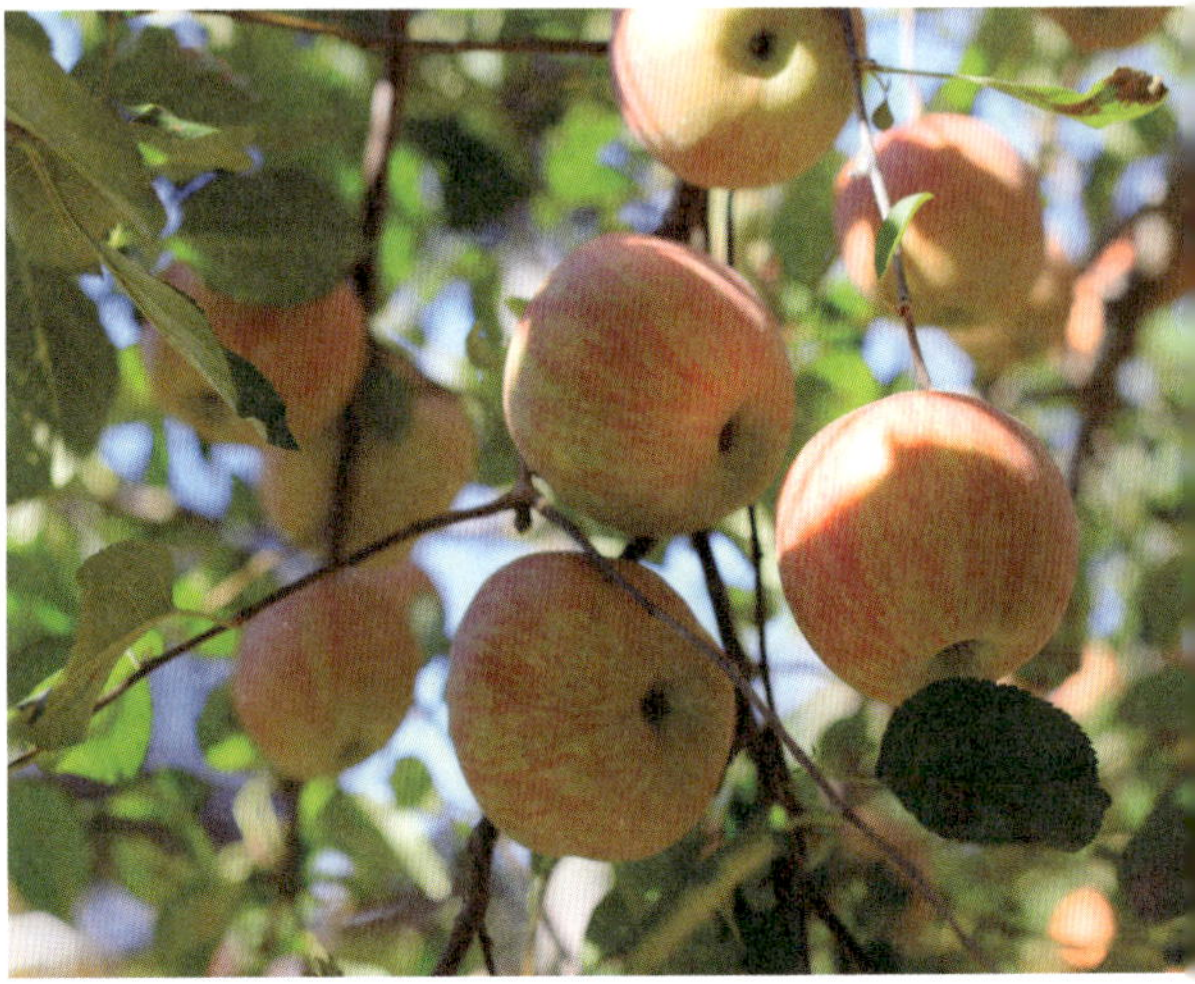
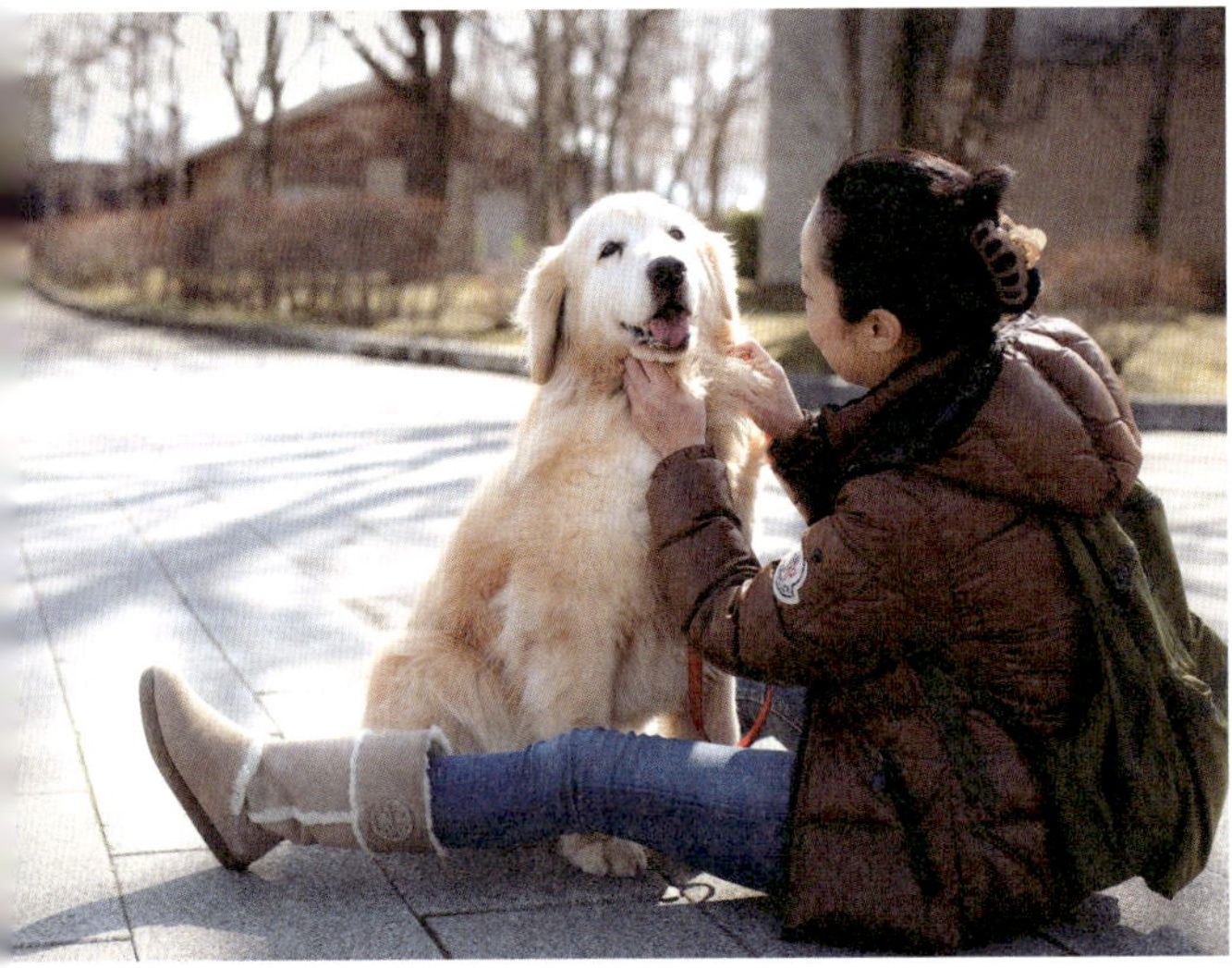
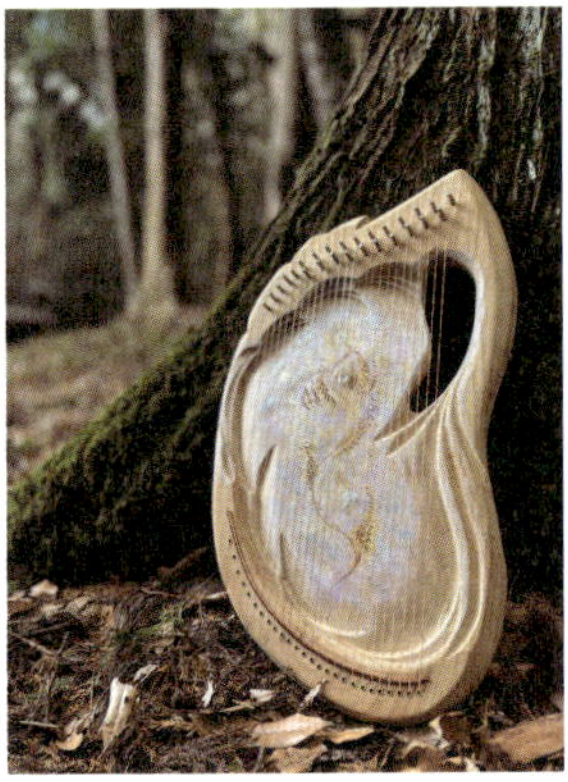

Aloha 'Uhane

喜びの中で魂が生きたい自分を生きる

中島 彰子 著

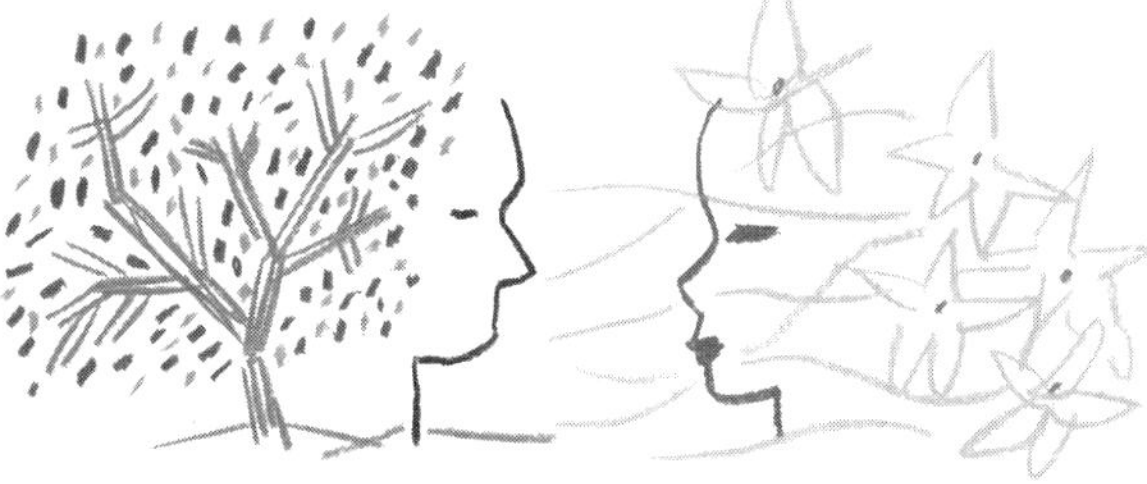

HALE PLUMERIA

Clover
クローバー出版

PROLOGUE

喜びの中で魂が生きたい自分を生きる

私たちが生きるこの時代は、混沌とした不安定さの中にあって、自分がいったい何のために生きているのか、この先どう生きていきたいのか、そんなことがわからないと模索している人たちがたくさんいるように感じます。

ご縁をいただいたどんな人にも、生きる希望と喜びを思い出し、一度きりの人生を謳歌してほしいと願い、ヒーリングサロンＨＡＬＥ ＰＬＵＭＥＲＩＡを営んでおります。

今、理想のヒーリングサロンの在り方を模索しながら、少しずつでも自分が目指す場所へと近づいてきている実感があり、この仕事が天からいただいたお役目だったと感謝している毎日です。

とはいえ、今に至るまでには、私も多くの人と同じように、外の世界に意識を奪われ内側が満たされず、幸せを実感できない日常を送っていたことがあります。

そんな私がこの本を執筆するきっかけとなったのは、私の人生に深く寄り添ってくれた愛犬モモの存在です。モモは、16年間生きて、どんな時も私に寄り添い、無償の愛と命の尊さを教えてくれました。

「命のある限り、この瞬間を大切に生きてね」と、モモが肉体をフルに使って教えてくれたメッセージは、私の心に刻まれた一生の宝物です。そして、モモと歩んだ日々を通じて、動植物を含めたすべての命が地球にとって大切であること、動植物たちが、私たち人間とのコミュニケーションを今とても必要としていることに気づかされました。


この本は、「Aloha ʻUhane ～喜びの中で魂が生きたい自分を生きる」というテーマに基づいた私自身の体験や、そこで得た気づきを綴ったものです。具体的な方法論を説くものではありませんが、誰もがすでに「魂が選んだ人生」を生きていることに気づき、その道をより豊かに感じてほしいという思いを込めています。

人間の中には「人間的な部分」と「魂（ウハネ）」の二つが存在します。Aloha ʻUhane（アロハ　ウハネ）とは、「自分自身の魂（ウハネ）に愛を送る」という意味です。魂が生きたい自分を生きる喜びは、自分の魂に愛を送っていることそのものなのです。

「魂が生きたい自分」のブループリントは、必ずしも社会的な成功を意味するものではありません。むしろ、内面の成長や本質の自分で生きることこそが、最も大切なことだと感じています。

また、幼い頃にひらがなで一生懸命に書いた作文（P6参照）を偶然見つけたことが、このテーマへの確信を深めました。そこには、「地球を大切にする」という、今も変わらない私の思いが幼い文字で綴られていました。それは、私がずっと魂の奥で求めてきた願いであり、「魂が生きたい自分を生きる」ことに繋がっていたのだと気づきました。

一昨年の変容期、床に大の字で寝転び、天井を見上げていた時、時空間を超えたパラレルワールドで、子どもの頃の私と手を繋いでいるような感覚を得ました。

その瞬間、小さな私に「あなたは未来に自分の内なる光に気づき、それを輝かせて一生懸命生きるよ」と語りかけてみました。するともう片側の手が未来の私と繋がっているように感じ、耳を澄ましてみると凛とした強さを宿した穏やかな声で「大丈夫、ここまで来なさい」と励まされているように感じました。

この印象的なひと時で、時間の流れは過去から未来に一方向で流れているわけではないのかもしれないという不思議な感覚を覚えました。

この経験から、どんな状況においても、どんな時代にあっても、魂が望む自分を生きることは可能であり、過去の自分が土台となり、未来の自分自身から導きとサポートがあるのだと感じたのです。

そしてこの本には、私の人生に影響を与えてくれた人の名前や言葉、心に響いた本の一部をたくさん掲載させていただきました。ページの関係上、ご縁のあったすべての方を掲載することはできませんでしたが、私はいつでも人との縁に恵まれ、運命に導かれてきたことで、今の幸せがあるのだと深く感謝しています。

アロマテラピーの香りのブレンドが調和するように、人もまた、それぞれの個性が集まることで豊かな知恵を授かり、発揮できるのだと思います。

人は一人では生きていけません。生きるために人を必要とするだけでなく、ご縁のあった人と互いに響き合うことで、進化成長していけると私は信じています。

この本が、読者のみなさんの「魂が望む自分を生きる」道を歩むための一助となり、心に光を灯す一冊となることを心から願っています。

HALE PLUMERIAは四季の移り変わりを感じながら、生命力を心と身体にいっぱい吸収して、本来の輝きを取り戻す場所。ここで過ごすひと時のように、この本があなたの心にそっと寄り添い、優しく響いていきますように。

HALE PLUMERIA セラピスト　中島 彰子

あおい空

わたしの　あこがれのゆめわ　空です
あおいいろに　わたあめのようなくもです
あの　ふあふあしたくものうえでねられたら
どんなにきもちいでしょう
そのことをそうぞうしたら　わくわくします

よく　じんるいみなきょうだいといいますが
ほんとうです

よく　こんなことをかんがえます
はじめ　ちきゅうのうえにいたのわ　ふたりじゃないでしょうか
おとことおんな一人ずつで　こどもをうんで　そのまたうまれて　またもっともっと
いままでつづいて
こんなにいるのでわ　ないでしょうか
だから　となりのうちのおばあさんやこどもたち
それにちきゅうにいきている　人びとがみんな

わたしたちと　ちょっとしたかんけい　ふかいかんけいがあるのでわ　ないでしょうか
だから一けんのうちとおなじことだとおもいます

そしてじんるい（※ちきゅうといいたかった）にある人びとのいえわ
みんなのへやなんじゃないでしょうか
そしてこのそらわ　いえのてんじょう
つまり　やねとおなじことです

だからこのみんなのすてきないえを
もっときれいに　もっとうつくしくしていき
あきかん　かみくず　などちらかさないで

あのそら　このいえを　きれいに　せいけつにし
いやな　がすや　へんなものをださず
みんな　一人一人のことをかんがえていきたいとおもう
そして　じんるいみなきょうだいということばを
たいせつにし　ひとのことをかんがえてあげて
このちきゅうの　みんなのいえをたいせつにしたいとおもいます

Aloha 'Uhane
喜びの中で魂が生きたい自分を生きる ― 目次

Chapter③ 大地＝身体、母なる地球そのもの、母性・女性性

Chapter④
水＝愛、命の源となるもの

Chapter⑤
風・呼吸、軽やかに、生きる

カバー写真　目良　光
カバーイラスト　山口一郎

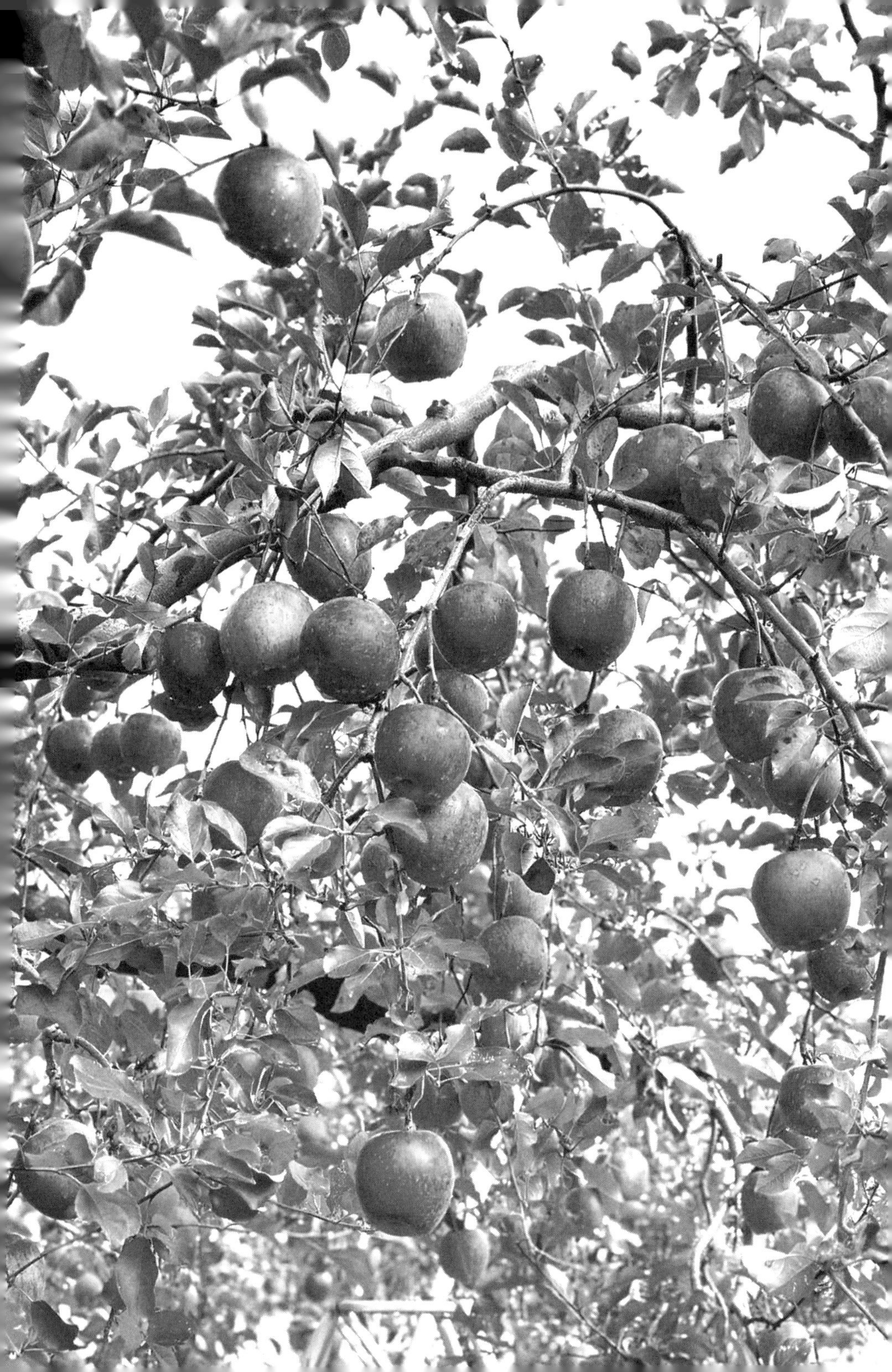

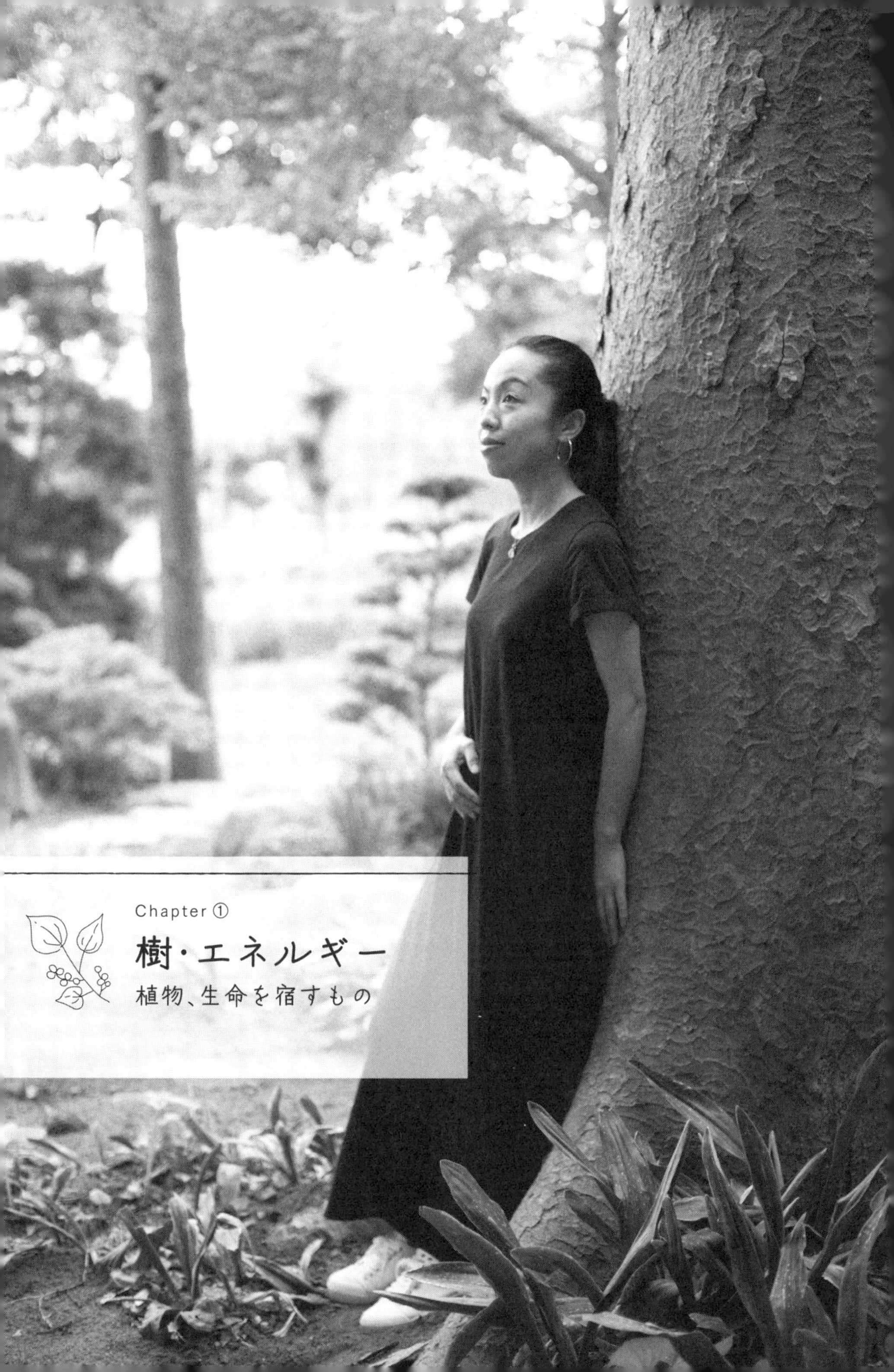

Chapter ①

樹・エネルギー

植物、生命を宿すもの

樹齢200年……
樹とともにある暮らし

自然豊かな長野県北部地方出身の私は、生まれた時から自宅の敷地内にあるたくさんの樹々に囲まれて育ってきました。それも樹齢200年もめずらしくないような、どっしりと大地に根を張った樹々たちです。

樹がすぐそばにあることは、意識すらしない当たり前のこと。だから、樹とともにある暮らしは特別なことでもなく、若い頃は特に感謝することもありませんでした。でも、大学進学のために上京して、樹とは無縁の暮らしを知り、やがてアロマテラピーをはじめとしたさまざまな〝癒やし〟を学ぶうちに、樹から受け取る恩恵の大きさに気づくようになったのです。

自然界に咲く花や植物、樹々のエッセンス（生命エネルギー）を水に転写し、心のバランスを取り戻すための自然療法、フラワーエッセンスを本格的に学ぶために、ニュージーランドへ研修に行った時のこと、「樹から先祖のメッセージを受け取る」という授業がありました。

「果たしてメッセージを受け取ることができるだろうか」と半信半疑で森へ導かれた私ですが、驚いたことに、ある1本の樹に吸い込まれるように引き寄せられました。その幹に手を触れて、樹との一体感を抱きながら静かに呼吸をしてみたら、メッセージが心にすーっと入ってきました。

自然に私の心に流れこんできたそのメッセージの意味はその時すぐには理解ができなかったのですが、帰国後に迎えた人生の大転換期に、救いの言葉となり、のちのち「そうだったのか」と腑に落ちたのです。

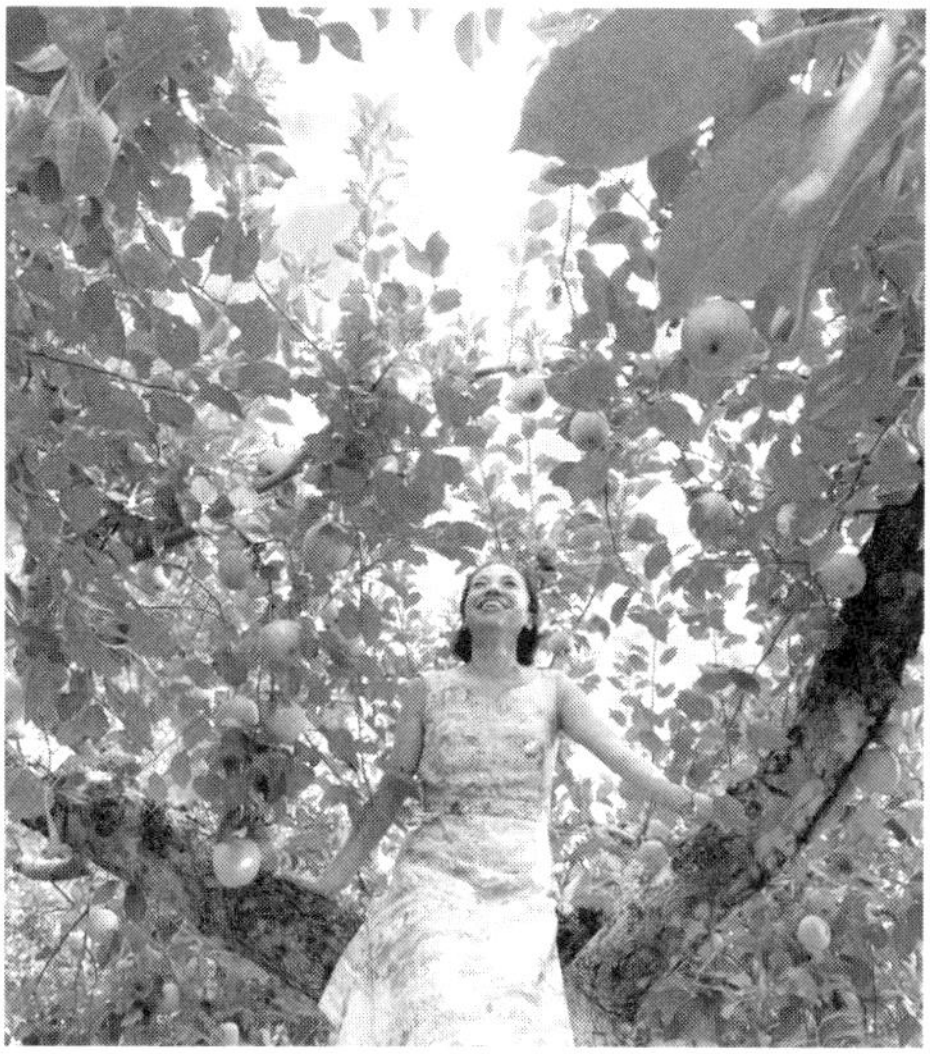

そんな経験もあり、長野市街地でのサロンを閉じ、実家に戻ってたくさんの樹に抱かれるような環境の中にサロンを移したことには、とても意味があると思っています。

ここで暮らし、働くということがどれだけ私に力を与えてくれているでしょうか。

日常の中で、樹々やそこに憩う鳥たちからもメッセージを受け取り、いつも見守ら

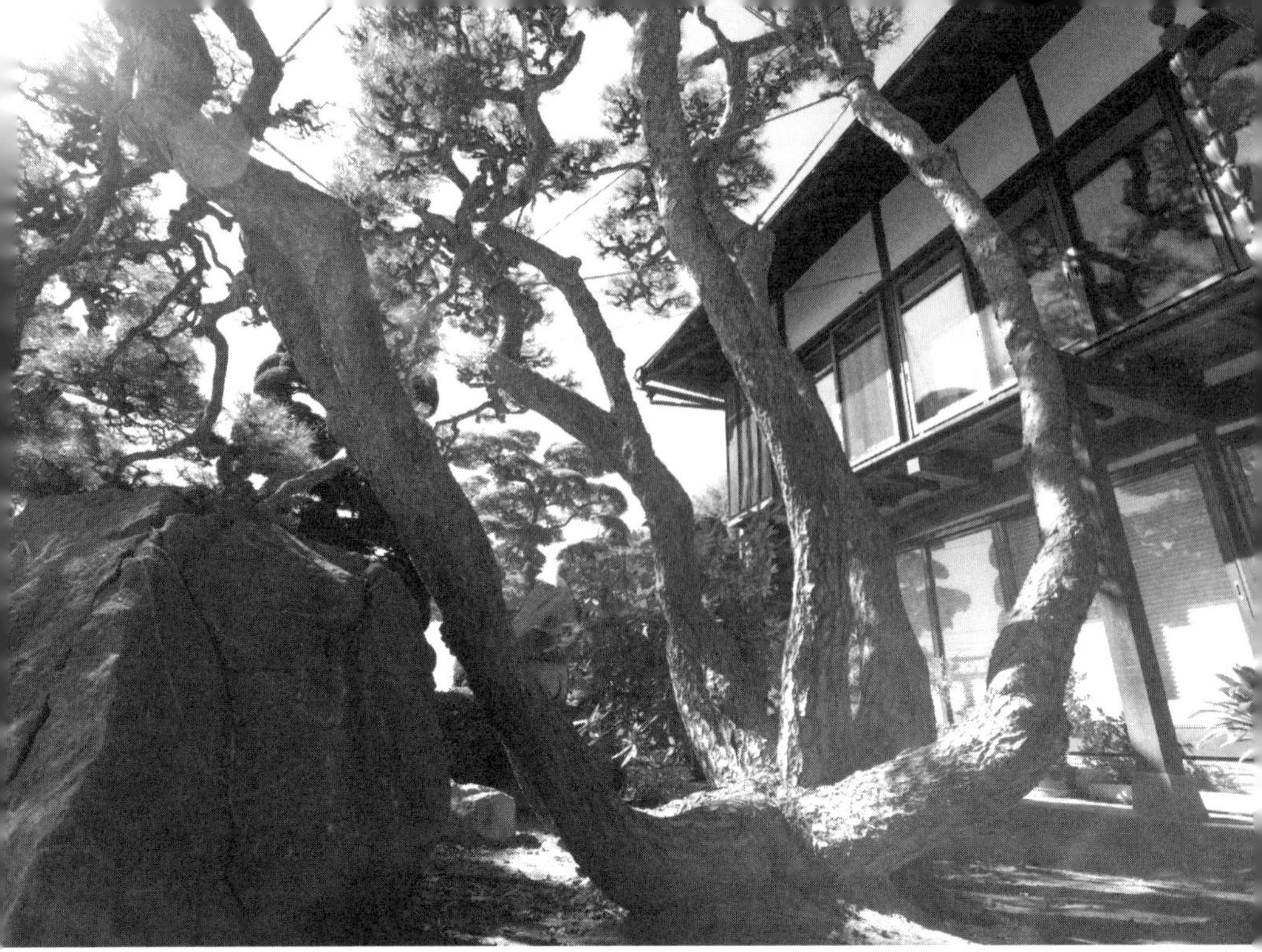

れているという安心感があります。

思考をストップして感受性の扉を開いてみると、自然界はいつもシンプルに語りかけてくれます。

たとえ形あるものとして見えなくても、スピリットは感じられるはず。

「樹からのメッセージ」というとまるで外側に答えを求めているように感じられるかもしれませんが、実はそうではなく、樹にサポートしてもらって、自分の内側の叡智と繋がっているように私は感じています。

樹は大地に大きく根を張り、空に向かって高く枝を伸ばしています。つまり、大地と空とを繋ぐ聖なる存在なのです。

樹に寄り添えば、樹はそっと応えてくれます。自然は決して押しつけることなく、私たちを見守り、寄り添ってくれているから。

自宅の庭では、人間よりもずっと長い年月を生きているそれぞれ個性の異なる樹々が、仲良く調和してコミュニティを形成しています。

ＨＡＬＥ ＰＬＵＭＥＲＩＡ一帯の庭のお掃除をして場づくりをすると、土地のエネルギーと繋がり、一体感が生まれて調和したエネルギーが「人間・自然・大地」の間で循環しているのがわかります。樹々だけでなく石や大地のエネルギーがとてもパワフルで、庭全体がパワースポットのように感じられます。

大切なのは、そんなパワーを自分自身で体験して、感じ取って、信じること。

それは特別な人だけでなく誰にでもできることだから、まずは樹に近づいて仲良くなってみませんか？

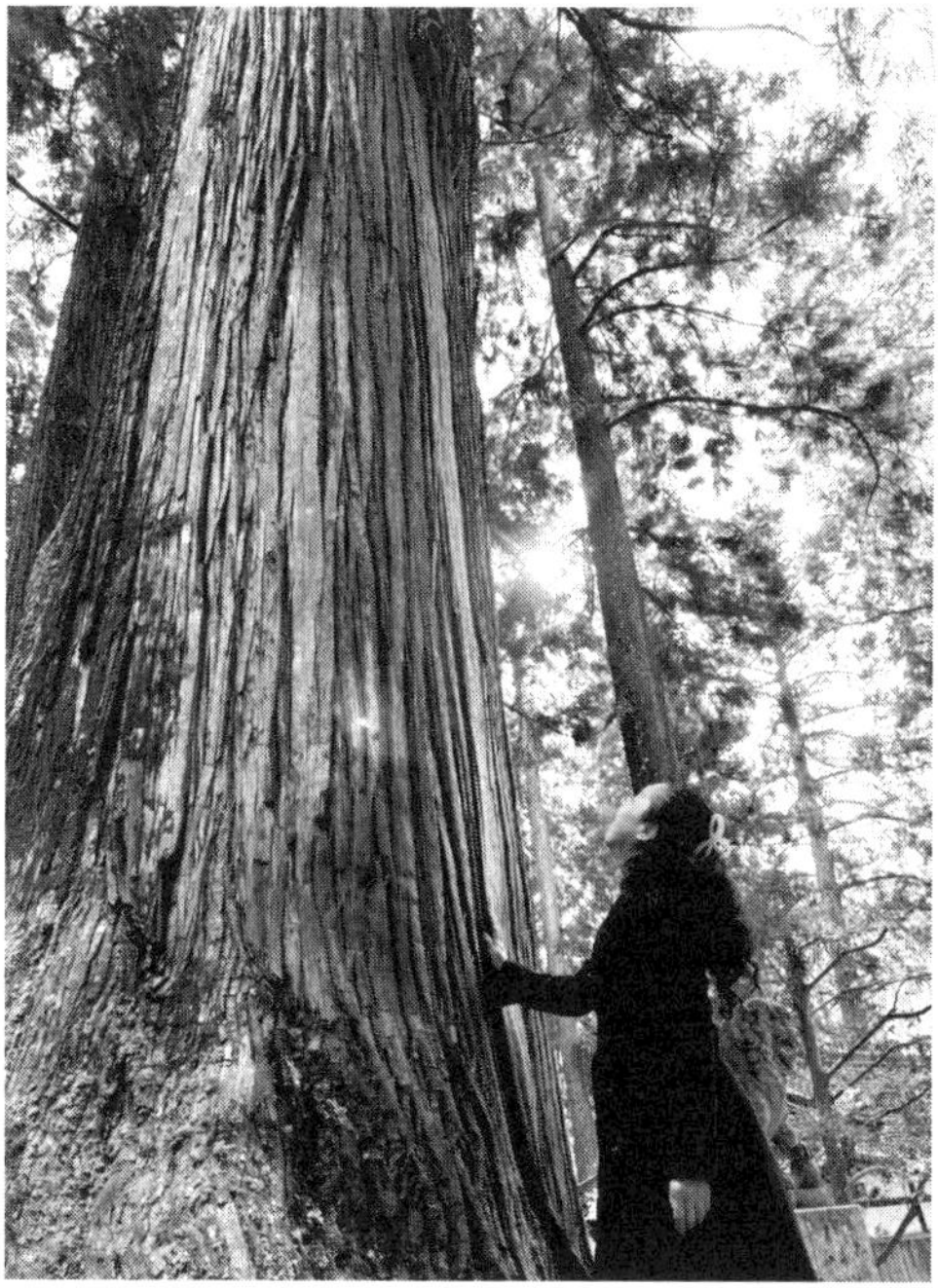

りんごの樹が教えてくれたこと

今、ここにいる私たちは、ご先祖さまの膨大な系譜や過去世に影響を受けて生きています。

自分自身の力で、懸命に生きている。それは間違いではありませんが、その〝自分〟という存在には、この命を授けてくれた過去の諸々が大きく関わっているのです。

それを教えてくれたのは、我が家の庭にあったりんごの樹でした。

サロンを今のＨＡＬＥ ＰＬＵＭＥＲＩＡのある場所に引っ越しをした翌日から、謎の腹痛に見舞われた私。最初は「引っ越しの疲れのせいかな?」と軽く考えていたのですが、１カ月以上経っても一向に回復しないので、心配になって検査をしたものの問題なし。

そんな時に、静岡に住んでいる親友でヒーラーの湯倉うめ代さんから久しぶりに電話がかかってきました。

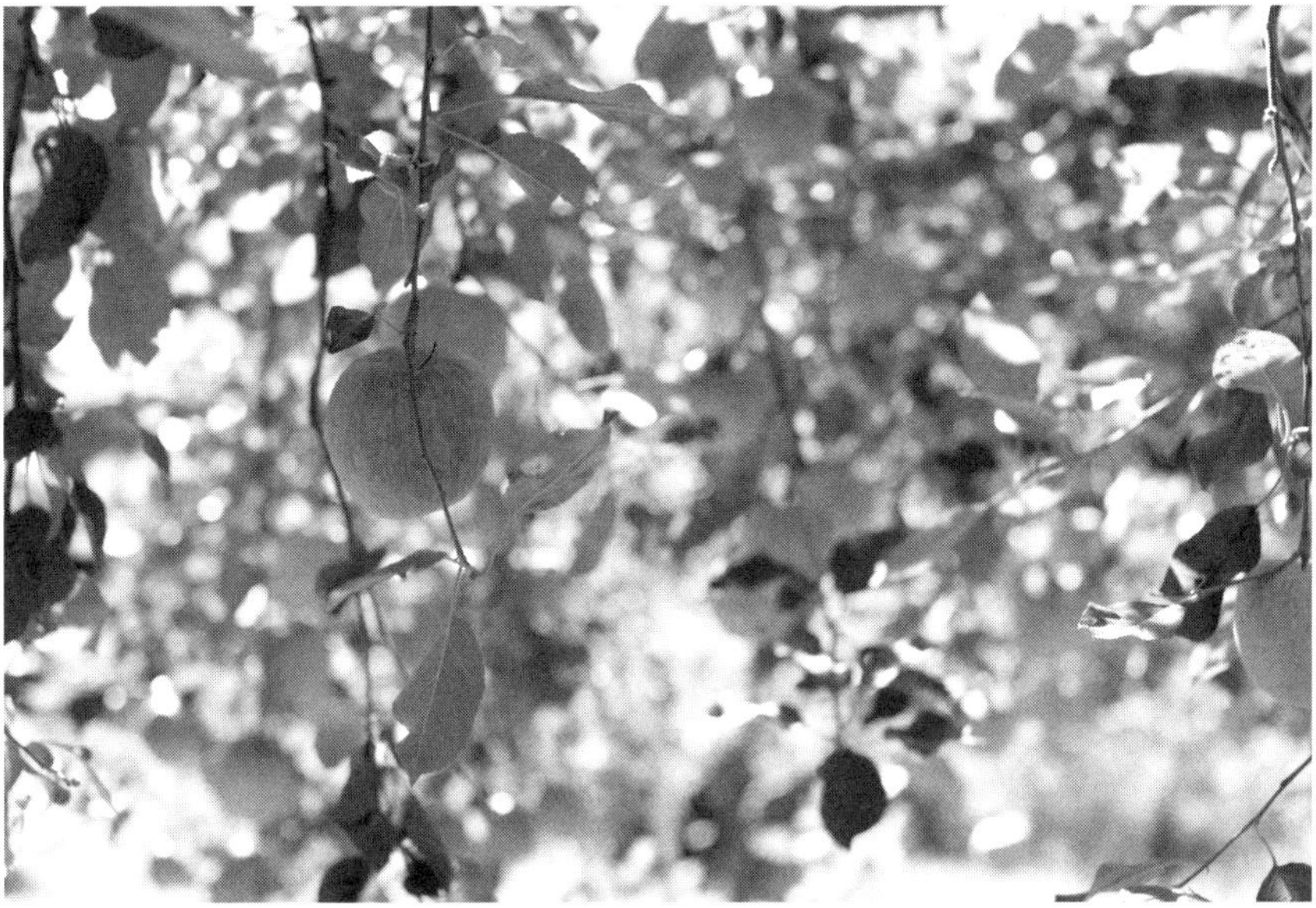

「あきちゃんのことがなぜか気になって電話をしたら、りんごの樹が頭に浮かんだの。もしかして、りんごの樹を切ったりしたの？」

驚きました！　実は、私が引っ越してくる前に、父が庭にある数本のりんごの樹を切っていたのです。そのりんごの樹は、腐乱病という樹全体を腐敗させる病にかかっていたのですが、庭の畑やりんごの世話を、私が将来的に続けていくことが難しいだろうという父の気遣いからでした。

うめ代さんは、りんごの樹からのメッセージも伝えてくれました。

「あきちゃんがこの土地でヒーリング

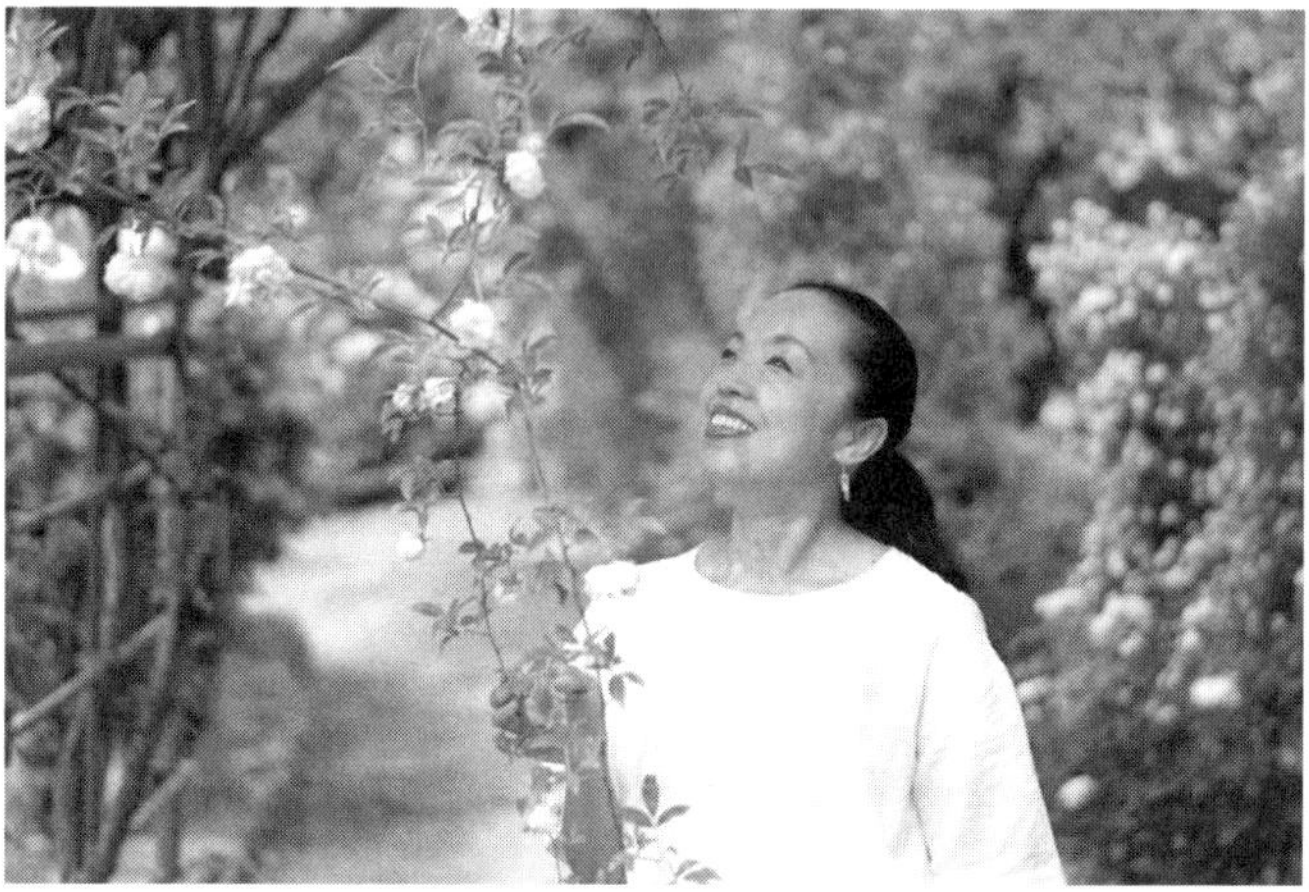

の仕事を始めるのに、土地に対する敬意と、ここを守っていくという自覚が足りていないって。りんごの樹は、それを理解して謝ってほしいみたい。植物は人間を純粋に愛してくれるから、恨んではいないの。ただ謝って、これからは他のりんごの樹がたわわに実るよう見守ってほしいと言っているよ」

驚きとともに、思い当たることばかりだったので、すぐにりんごの切り株をなでながら心から謝りました。

すると不思議なことに、謎の腹痛から解放されました。

ここで生まれ、この土地や樹々を受け継いだ私。

私は子どもの頃、りんごの樹にのぼって遊んでいました。りんごの樹は、ずっと私や家族を見守り、果実を実らせながら、脈々と繋がる思いを受け取り、理解し、寄り添ってくれていたのです。

２０２３年２月、家業を継いで頑張っていた夫が突然退職に追い込まれるという、人生で最大ともいえる試練がやってきました。私は怒り、失望、不安、恐れ、無気力……などのネガティブな感情に圧し潰されながら必死に耐えていましたが、朝食の準備をしていたある日、突然すべてを投げ出したい気分になりました。家族が食卓で待っていることも忘れ、家事を放り投げるようにして庭に駆け出しました。そして、ケヤキの木に抱きついて泣きました。

10分ほど経過して、我に返り、何か気配を感じて周囲を見渡すと、庭に立つ樹々や、畑にあるりんごの樹が、私に意識を集中しているのがわかりました。

私に寄り添い、慰め、励ましてくれているような温かな気配が全身に広がり、私は自然の愛に包まれている感覚を味わいました。

その時、樹々たちからの癒やしのパワーが私の中に流れ込み、大地や自然と繋がっていれば大丈夫だという心強さを思い出すことができました。その瞬間「前に進もう」「自分を信じて新しい扉を開けよ

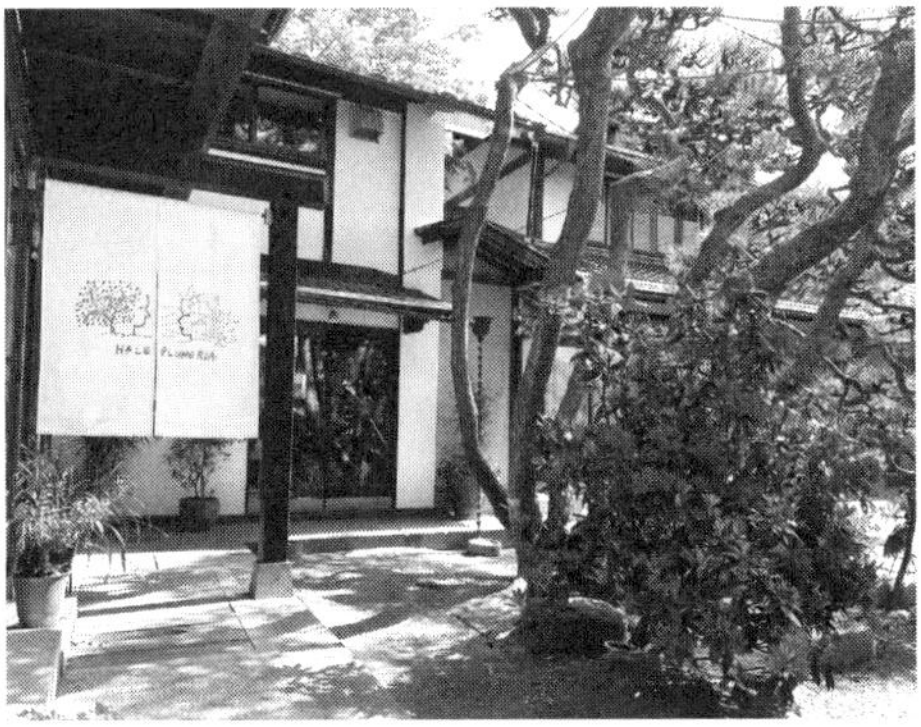

う」という静かな決意が生まれました。

人間の寿命をも越えて立ち続ける樹とともにある暮らしは、私に時々調和を思い出す機会を与えてくれます。そして、毎年種を落としてはまた花を咲かせて実る植物の在り方から教えられることが多いのです。

ご先祖さまから受け継いだ場所で、私たちを見守ってくれる樹々や植物とともに生き、心を込めてお世話をしながら、ここで過ごし、ヒーリングという仕事に向き合っていく。

りんごの樹をはじめ庭の樹々たちは、お客さまを癒やすとともに、私に癒やしと励ましのエネルギーを送りながら、喜びが無限大に広がっていく本当の豊かさを教えてくれました。


「家にある植物や花は、人間の気持ちの表出に対して反応する。彼らは偉大なる創造主の計画通りに、人間の必要に答えるために力を尽くしてあらゆることをしようとする。あるものは実を実らせ、またあるものは美しい花を咲かせて人間のポジティブな気持ちを呼び起こそうとし、さらに私たちの吸う空気のバランスを保ってくれている。

ある人が植物と直接交流するようになると、その植物は大勢で力を合わせて、その人やすべての人間の魂に良い影響を与え、身体を癒やすという真の強力な愛の次元空間を形成する」『アナスタシア（ウラジーミル・メグレ著　ナチュラルスピリット）』より

樹は地中で繋がりコミュニケーションしている。樹から受け取るメッセージ

自然は、愛に満ちています。

そして植物は、私たち人間に常にその美しい姿を見せてくれ、花や果実という実りを提供し、何の見返りも求めずに無償の愛を注いでくれます。

自ら動くことはなく、口を開くこともないけれど、実は植物たちは互いに繋がり合ってコミュニケーションをしています。特に、地中奥深くまで根を広げ、長い年月をかけて大空に向かって伸びていく樹々には、優れたコミュニケーション能力があります。

そのコミュニケーション能力で、人間に語りかけ、人生をサポートしてくれることとすらあるということを、信じられますか？

冒頭の「樹齢200年……樹とともにある暮らし」の中で、ニュージーランドで樹から先祖のメッセージを受け取った体験について触れました。

なぜ縁もゆかりもなかったニュージーランドの樹から、メッセージを受け取れるので

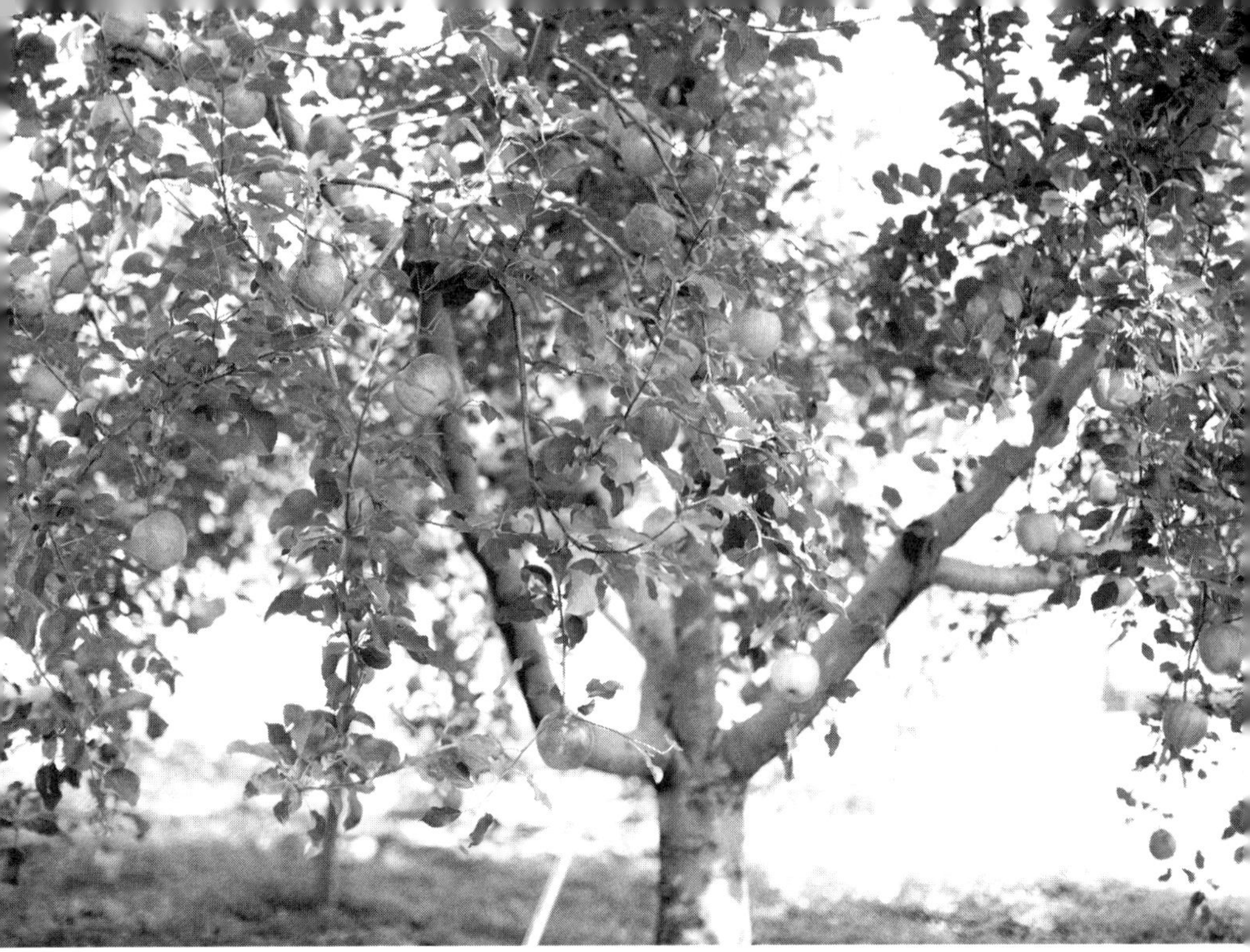

しょうか。

それは、樹々は「集合意識」を持ち、空気、水、エネルギーフィールドを介して、遠く離れた樹々同士でも情報交換ができるネットワークがあるからです。シャーマンやエネルギーの繋がりを理解する人々は、地球は、地球全体にエネルギーライン（レイライン）が張り巡らされている「生きた意識体」であり、物理的な距離を超えて、樹々や地球全体の意識が瞬時に繋がると捉えています。

ですから、私のエネルギーを記憶している家の樹々が、ネットワークで繋がっているニュージーランドの樹に、私の情報を伝えることができるのです。

そのおかげで、私はニュージーランドでメッセージを受け取ることができました。ここでは、メッセージを受け取ったという事実だけでなく、そのメッセージが的確であり、後に私が大きな人生の変化を迎えることができたということもぜひお伝えしておきたいのです。

この時に私が受け取ったメッセージは、

「高子を許して。あの子はとても頑張っている」
「自分の巣を作りなさい」

の2つでした。

すぐに母方の祖母の顔が脳裏に浮かび、祖母が樹を通して、今私と家族に必要なメッセージを伝えてくれているのだと理解できたのです。
「高子」は、いつも家族のために頑張ってくれている大好きな母の名前。大好きですが、メッセージを受け取ったことで、すべてにおいて家族を優先してきた母の女性性に対して、実はネガティブな観念を自分が持っていることに気づいたのです。
当時の母が自分の尊厳を放棄し、自分自身を愛していないかのように、私の目には見えていました。そして、そんな母を見てきた私自身は女性として幸せに生きることはとても難しいことだという観念を持っており、従順であることに強い抵抗を抱いていることに気づいたのです。そして母だけではなく、樹を通して私にメッセージを伝えてくれた祖母も、家族をサポートするだけで、苦労が多く、自分の生きたい人生を生きられなかった女性だったということにも気がつきました。

そのメッセージをきっかけに、自分の女性性と向き合うことを意識するようになりました。その途端、私の人生は急展開！

「自分の巣を作りなさい」というもうひとつのメッセージも背中を押してくれて、あきらめていた〝結婚〟もできたのです。

歳を重ねるにつれて持ち込まれる縁談もなくなっていた私ですが、久しぶりに母からお見合いを勧められました。メッセージがあったから、お断りせずにお見合いをし、それが実を結びました。

私が幸せな結婚をしたことで、安堵した両親の人生もずいぶん解放され、明るい光が差し込んだように感じました。

いつも私たち家族を見守ってくれている庭の樹々が、ニュージーランドの樹に情報を伝えてくれて、そのコミュニケーションから、今の私に必要なメッセージが生まれた。そのメッセージを一番私に伝えたかった祖母という存在が、「私の夢も一緒叶えてね」と言わんばかりに樹を通じて私に語りかけてくれた。

そう考えると胸がいっぱいになります。

キャンディと
一緒に

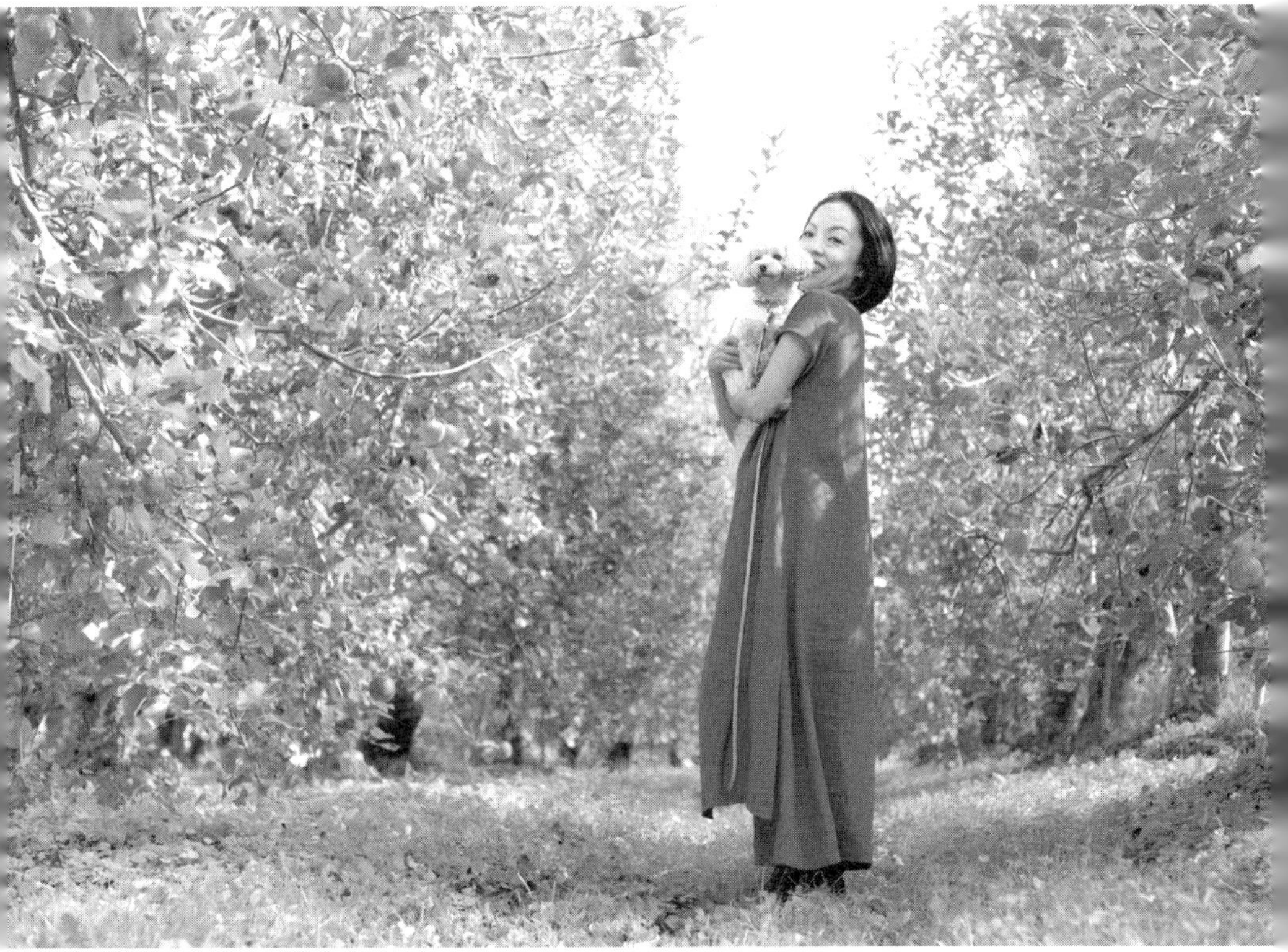

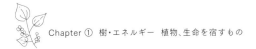

築120年、価値ある古民家で癒やしの時間を

ＨＡＬＥ ＰＬＵＭＥＲＩＡのサロンの建物は、我が家の離れで明治時代後期のものです。私は大学進学で上京するまで、この離れで家族とともに過ごしていました。祖父母が住んでいる母屋で食事やお風呂などは済ませましたが、勉強したり夜を過ごしたりするのは離れでした。

ですからこの離れは、小さい頃に家族４人で川の字で寝たことなど、とても懐かしく思い出せる場所であり、小さな窓から見える庭のケヤキの樹にフクロウが住みつくような、神秘的な場所でもありました。

サロンをここに移すにあたり、なるべく古き良き空間を壊さないことを意識し、懐かしい情景がそこここに漂うように、昔ながらの風合いを残してリノベーションをしました。

今では考えられないような大きな床の間はそのままにして、障子も張り替えただけ。

すでに建て替えた茅葺屋根の母屋で使っていた重厚なドアや、１９５9年に上陸した伊勢湾台風で倒れた桃の樹や、庭で伐採せざるを得なかった桐の樹を再利用。

そうやって古きを守りつつ再生したサロンは、建物自体が呼吸をして生きているように感じます。ここには、子どもの頃嗅いだことのある香りや、景色、音が溢れています。そして、可愛がってくれた人たちの愛を近くに感じ、どの場所にいる時よりも心が温かくなります。

ご先祖さまにも、応援されながら仕事をしているのだと実感できるのです。私の大切なサロンは、私を育ててくれた、私にとってのパワースポットです。

サロンでは最新のマシンやテクノロジー、現代的なインテリアも利用しています。古さにだけ価値を求めているのではなく、歴史をふまえて今を大切にしながら生きることこそ価値があるから。

この私にとって特別な場所が、実は「カタカムナ」の世界観に通じることに気づきました。

カタカムナとは、1万2千年前の日本に存在したとされる高度な超古代文明で、カタカムナ人は、直観に優れ、自然と対話しながら日々の暮らしを送っていたそうです。

そのカタカムナ人たちの間で使われていたカタカムナ文字には、人を癒やし心の在り方を良い方向に変え、意識の次元を上げエネルギーを高める力があると言われています。

これは「潜象物理学」と呼ばれる、目に見えない数値化できない世界観ですから、現代の科学では研究の対象外です。でも私は、目に見えない世界も大切なものだと考えています。

そもそも、「身体が楽になった」「気持ちいい」といった癒やしだって、目に見えないもの。たとえば自然の中でそよ風に吹かれながら深呼吸する時。木々のざわめきや鳥の鳴き声に耳を澄ます時。窓の外の美しい景色を眺めながらコーヒーを味わう時。そして、心にそっと届く優しい言葉をかけられた時。きっと誰もが癒やしを感じたことがあるはずです。

サロンでは、そうした日常のちょっとした癒やしを越えた、深い癒しを提供しています。

そのために、庭の植物の手入れやサロン内の掃除を毎日丁寧に行い、場のエネルギーを美しく整えることを大切にしています。自然のリズムと調和した美しい場がつくられ、保たれると、自然と直感が豊かに流れはじめます。

私は浄化されたエネルギーの高い空間で、神秘的なカタカムナの世界観を蘇らせ、地球や自然と対話しながら、お客様とも向き合っていきたいのです。

築120年の古民家は、そんな場所にふさわしいと思っています。

植物からの愛を受け取る
～アロマテラピー～

私たちが暮らすこの地球は、約46億年前に誕生したと言われています。そして、地球最古の化石として記録されているのが、約35億年前のバクテリアのような生物。おそらく、地球最古の生物です。

バクテリアは炭素・酸素・水素・窒素で構成される単細胞生物。地球上に存在する生命体の98％も、これらの元素でできています。

そして、アロマテラピーに欠かせない植物の精油（エッセンシャルオイル）の元となっている構成成分も同じ。つまり、精油と私たち地球の生命体は、太古の昔から同じ元素を持った馴染みのある関係性だと言えるのです。

人間より先に誕生した植物は、葉緑体（クロロフィル）と太陽の光による光合成で酸素を生み出し、空気中の酸素濃度を増やしていきました。

そのおかげでオゾン層が形成されたものの、「過ぎたるは及ばざるがごとし」で、酸素が増え過ぎても有害になります。

そこで、人間のような酸素を使って呼吸をする生物が誕生したと言われています。

このように、地球の進化が生命の営みを変えてきました。地球上に存在するものは、進化とともに自然淘汰を乗り越えて生命を維持し、それぞれが〝なくてはならない存在〟に変化してきたのです。

だから命はみんな相互依存関係にあり、すべて平等。地球上で人間こそが支配的な存在だと考えるのは、私たちの思い上がりです。

でも社会を見回してみれば、地球や自然、自分自身、そして周囲の人をもコントロールしようとする人で溢れています。


ではここで、植物からの恵みである精油に目を向けてみます。

植物はもともと自分たちが生きるための必要なエネルギーを自ら作り出し、成長・再生という一次代謝を行います。ここで使われなかったエネルギーが、進化や繁栄という二次代謝にまわされます。

この、まるで意志を持っているかのような複雑で高度な過程を経て、種は繁栄し他の動植物たちと相互に支え合うわけです。その結果、必要のない成分が自然淘汰されて優れた薬理作用が残りました。

それこそが、私たちを癒やすアロマテラピーに欠かせない精油なのです。

私は、植物にとっての精油とは、人間の精神のようなものではないかと考えています。

たとえば同じラベンダーでも、人間が世話をして恵まれた環境で育ったものよりも、過酷な環境を生き抜いてきた野生のラベンダーのほうが、より成分が穏やかで優しく、ヒーリング効果が高くなります。

つまり、生きるためにどれだけの経験をしてきたのか。

人間の精神も、育った環境に左右される部分があります。その人がどう生きようとするのかによって、本質的な性格に培った精神性が加わり、人間性が構築されていくのです。

地球上では自然も人間もすべて、繋がりのある親密な存在であるはず。植物は人間にとってなくてはならない生命体なのです。古代から世界中の人々が、さまざまな薬草で病を癒やしてきました。

植物には、人の身体を癒やし、本来の健やかな状態へと導く力があります。

そして、その生命力を濃縮した精油の香りと高いバイブレーションは、私たちの潜在意識にまで響き、特別な浄化や再生、深い癒やしをもたらしてくれます。

香りは古代より、祈りと共に大地、自然、宇宙に宿る神々へと捧げられてきました。

混じりけのない純粋な香りに感動し、身も心もその恵みに包まれる時、私は地球の一員として真摯に生きていきたいと強く感じるのです。

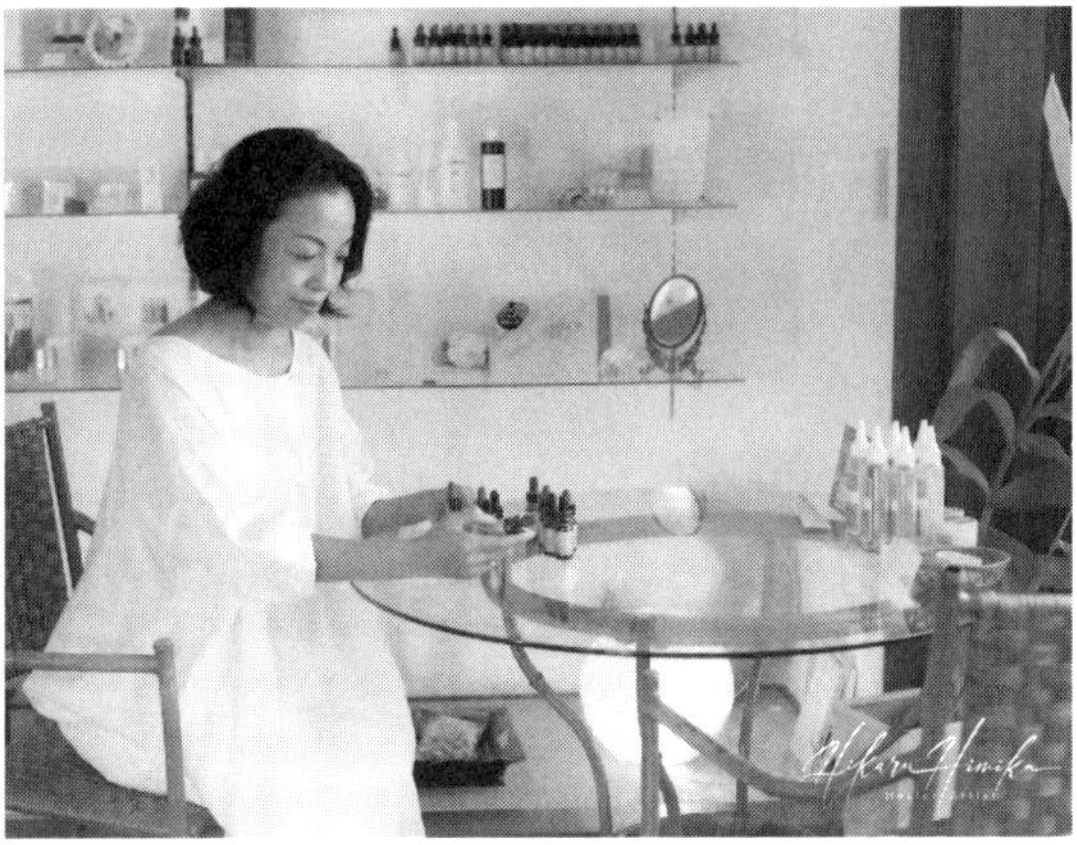

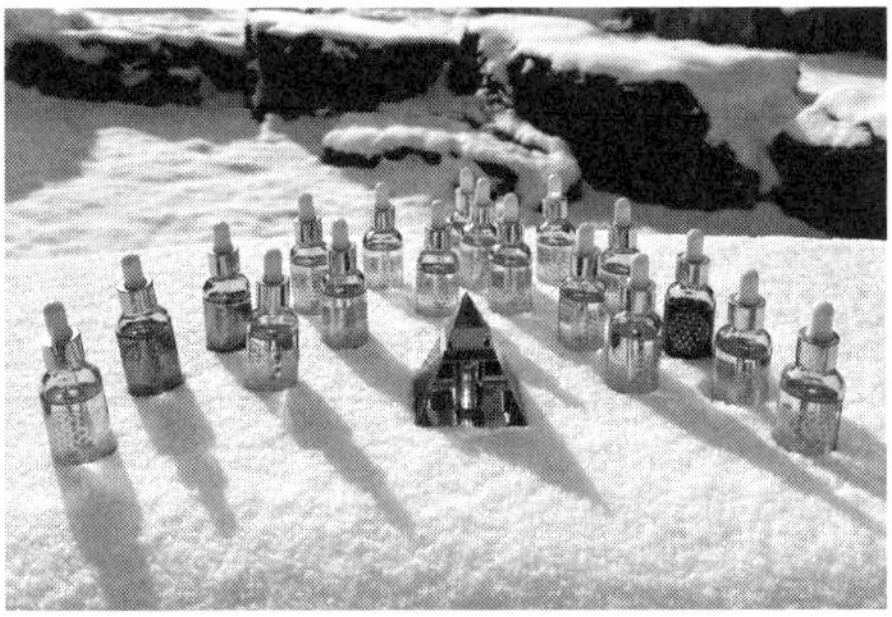

エネルギーの
高い
エジプトの
香油

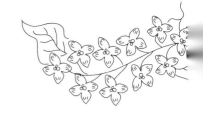

植物からの愛を受け取る
～フラワーエッセンス～

日本中がパニックに陥り、たくさんの人の心が不安と恐怖、悲しみで覆われてしまった東日本大震災を覚えていますか？

当時、サロンにいらっしゃるお客さまたちも、心身ともに疲れ果ててバランスを崩している方々ばかり。

私自身も自分をケアする気力がないまま、萎えた心身をなんとか奮い立たせて仕事と向き合っていましたが、やがてギックリ腰や全身の痛みと倦怠感、胃腸の不調、不眠、蕁麻疹といった数々の不調に悩まされるようになりました。

もうお店をたたもうかと真剣に考えるほど弱気になった頃、アロマセラピストの学校でともに学んだ友人、ニュージーランド・フラワーエッセンス・ジャパン主宰の濱美奈子さんから、久しぶりに連絡をもらいました。

私の不調を話したところ、「フラワーエッセンスを試してみない？」と勧めてくれたのです。

フラワーエッセンスとはアロマテラピーと同じく、心や感情のバランスを取り戻すための自然療法のひとつで、植物が持つ波動を水に伝えたものです。

このフラワーエッセンスを体内に取り込むと、植物の波動が人間の身体の水分に伝わり、その結果、心や感情の「ネガティブな状態」や「バランスを失っている状態」を内面から調和させ、バランスを取り戻すことをサポートしていきます。

私はフラワーエッセンスの効果に対しては半信半疑だったのですが、その時は藁にもすがる思いで試してみることにしました。

ニュージーランドフラワーエッセンス（First Light Flower Essences of New Zealand）を日本に導入して活動を始めたというその友人のカウンセリングを受けて、自分の深層心理に向き合いました。

しばらくして送られてきたのは、当時の私に必要だと判断されたフラワーエッセンスのボトル。ボトルを一本飲み終わる頃には、何をしても改善しなかった不調がみるみるうちに消えて、元気になっていったのです。

私のボトルには、オーラに溜まった不要なエネルギーを浄化するエッセンスがメインで調合されていました。

おかげで、「私の体調不良の原因は、思考や感情、エネルギーの問題だったんだ」と気づくことができました。

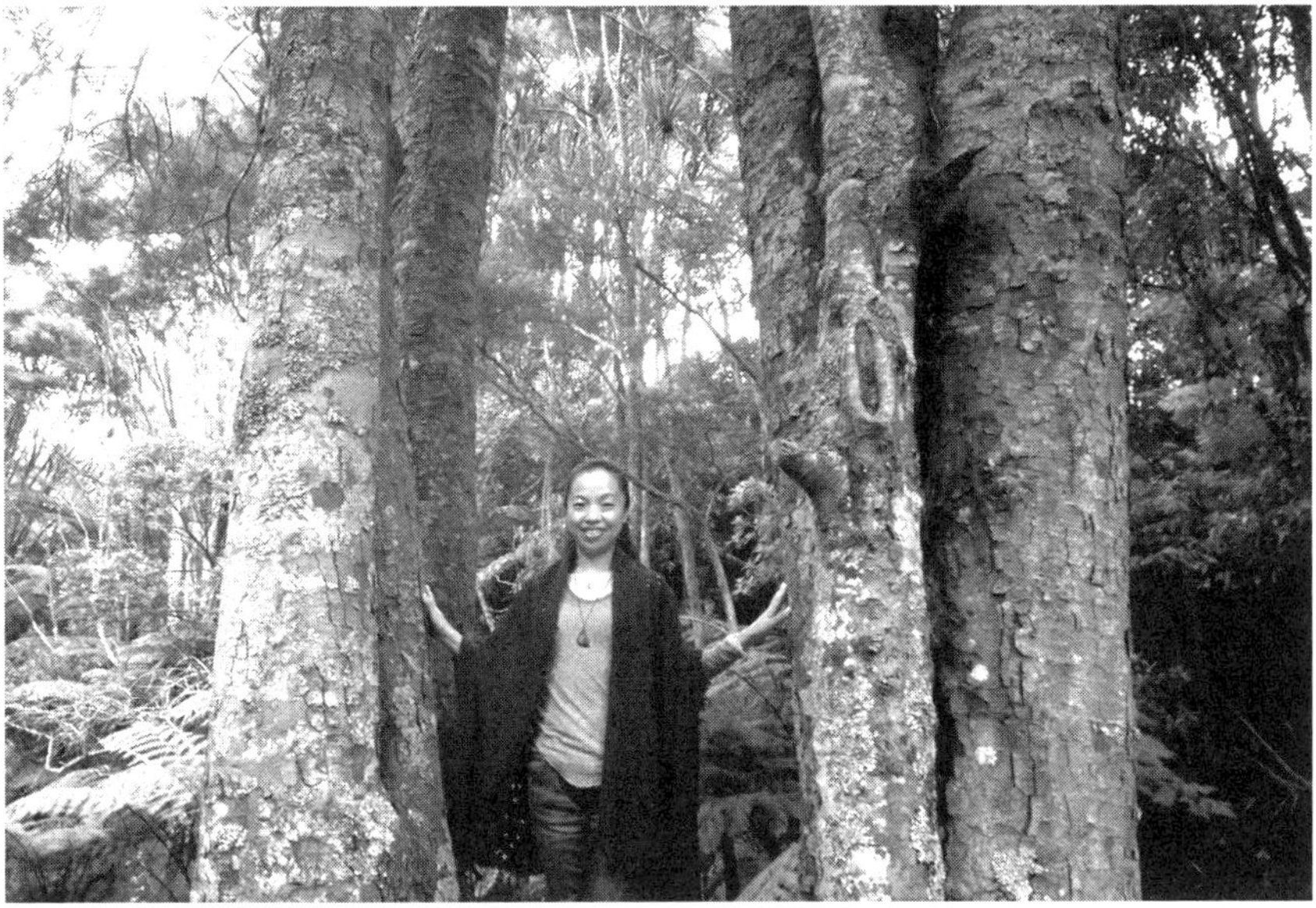

そして、フラワーエッセンスの有効性を、自分の体感で確信することができたわけです。

フラワーエッセンスの研修でニュージーランドに行った時、樹からメッセージを受け取るという体験をし（P16参照）、その研修でお世話になったニュージーランドフラワーエッセンスの創始者であるフランチェル・オフソスキ・ワイバー先生は、通常の五感を超えた直観と霊的な感覚を使って、目に見えない情報をキャッチできる能力の高い方でした。私はフランチェル先生とのやり取りのおかげで、自分の第六感を信じられるようにもなりました。

それからというもの、私は積極的にフラワーエッセンスをサロンのメニューにも取り入れるようになりました。もちろん、自分に必要だと感じるフラワーエッセンスも積極的に摂りました。たとえば、女性性のネガティブな観念を変容させるエッセンスや、愛することと愛されることのバランスを取るエッセンス、真のスピリチュアルパートナーを呼ぶエッセンスなどです。その甲斐あって、ニュージーランドから帰国した3カ月後には伴侶となる夫に出会うことができました。

フラワーエッセンスは本人だけでなく、家族や愛犬のサポートとしても素晴らしい力を発揮してくれています。

動物たちはとても純粋なので、フラワーエッセンスによるヒーリングの効果が現れやすいと感じます。フラワーエッセンスの微細なエネルギーが動物たちの心と身体にそっと届くのでしょう。

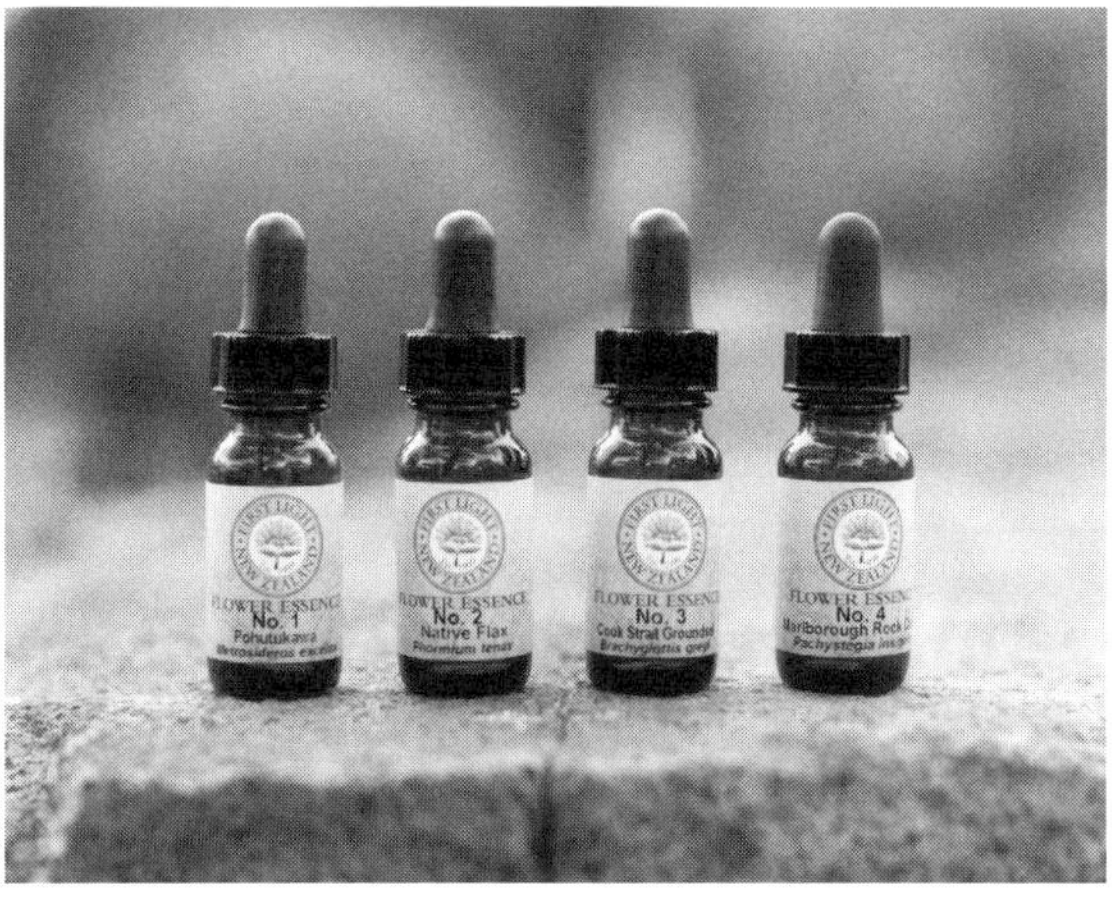

Column①

愛犬との暮らしのはじまり

私の人生の中で、大きな存在を占めているもの。それは、愛犬です。単なるペットと呼ぶには、あまりにも親密な私と愛犬との関わり。

今はキャンディという、天使のように愛らしいマルプーと暮らしていて、とても幸せな日々を送っています。が、そもそも私は犬が、というよりも動物が苦手だったのです。

そんな私に癒やしと愛を教えてくれたのは、2002年に出会ったゴールデンレトリバーの女の子、モモでした。

私が生まれ育った自然豊かな田舎町では、その昔、野良犬や野良猫が多かったために、幼い頃から動物に対する恐怖心がありました。さらにとても過保護に育てられたせいか、極度の怖がりになってしまい、動物に触れることすらできませんでした。

当時はまだ、自然に敬意を払うとか動植物を愛するといった気持ちに目覚めていなくて、犬を飼うなんて考えられないことでした。

その風向きが変わったのが２００２年。

前年の暮れに祖父が亡くなり、家族の中でたった一人の男性となってしまった父が、〝男同士〟と呼べる仲間が欲しくなったのか、「雄の柴犬を飼いたい」と言い出したのです。

柴犬を指定した理由は、父の幼少期にありました。

戦時中、祖父が出征し、祖母とまだ幼かった父とで家を守っていくために、番犬として柴犬のコロを祖母の実家から譲ってもらったそうです。

まだ5歳だった父の良き相棒となったコロですが、戦争で人々の暮らしが厳しくなっていくと、「犬猫を飼うなど贅沢」ということで、犬猫を供出しなければならなくなりました。

父は蔵の中にコロを隠したものの、見つかって供出せざるを得なかったのです。犬たちはすべて処分され、5歳の父は骨になって変わり果てたコロを見てしまいました。

父は、どんなに傷ついたことでしょうか。いつもは厳格な父が、泣きじゃくりながら話す姿に私は胸を打たれ、父のトラウマを癒やすためにも、家族と相談して犬を飼うことに決めたのです。

雄の柴犬をさがし始めた私ですが、お客さまの紹介で出会った信頼できるドッグサロンでは、ゴールデンレトリバーを勧められました。私があまりにもワンちゃんたちにびくびくしていたから、柴犬は無理だと判断されてしまったからです。

でもそのおかげで、モモとの運命的な出会いが実現したのです。

まるで自分の半身のような、かけがえのない存在としてずっとそばにいてくれたモモ。いつも無償の愛とエネルギーをくれました。

我が家にやって来てから亡くなるまでの16年5カ月、命を精一杯燃やして私に多くのことを教えてくれました。

今も、キャンディと暮らす私を見守ってくれていると感じられます。

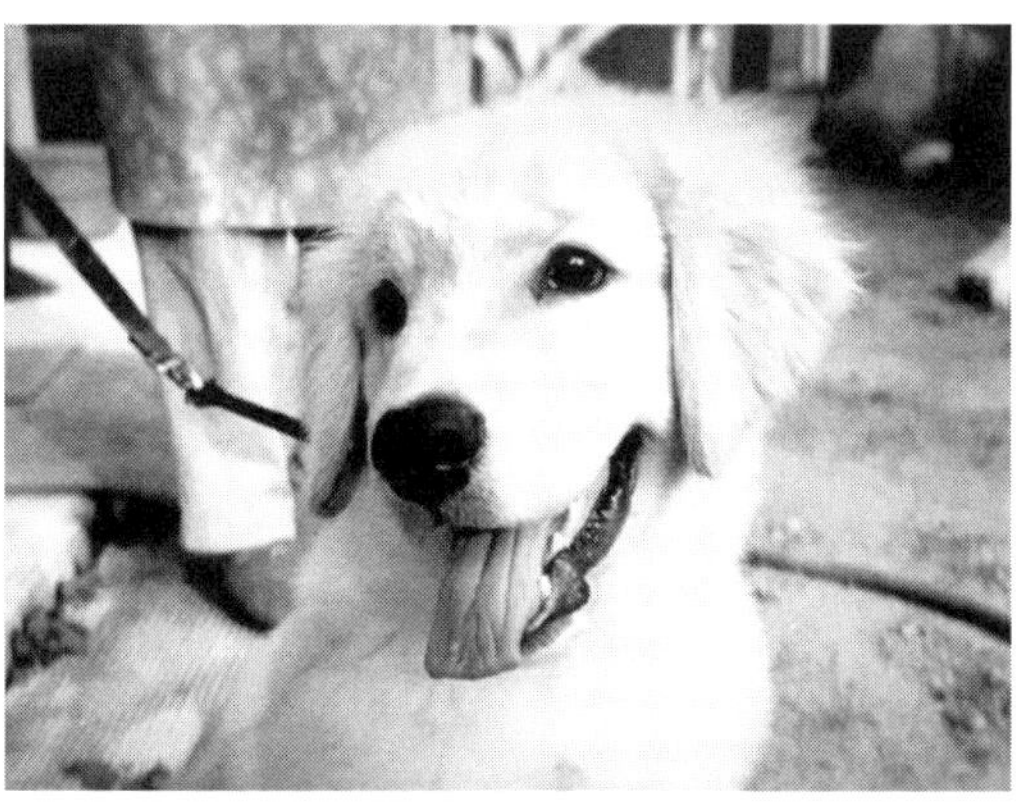

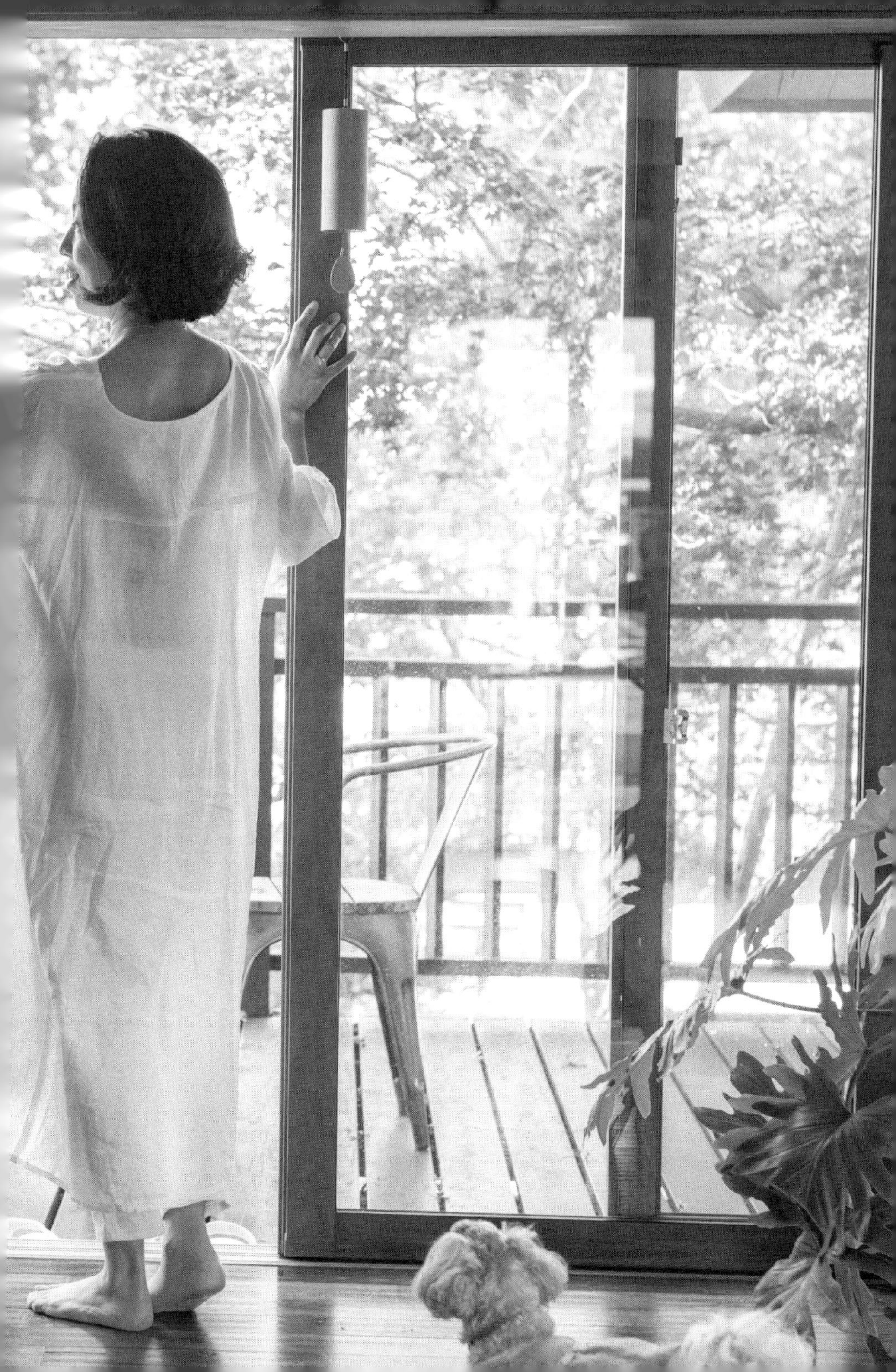

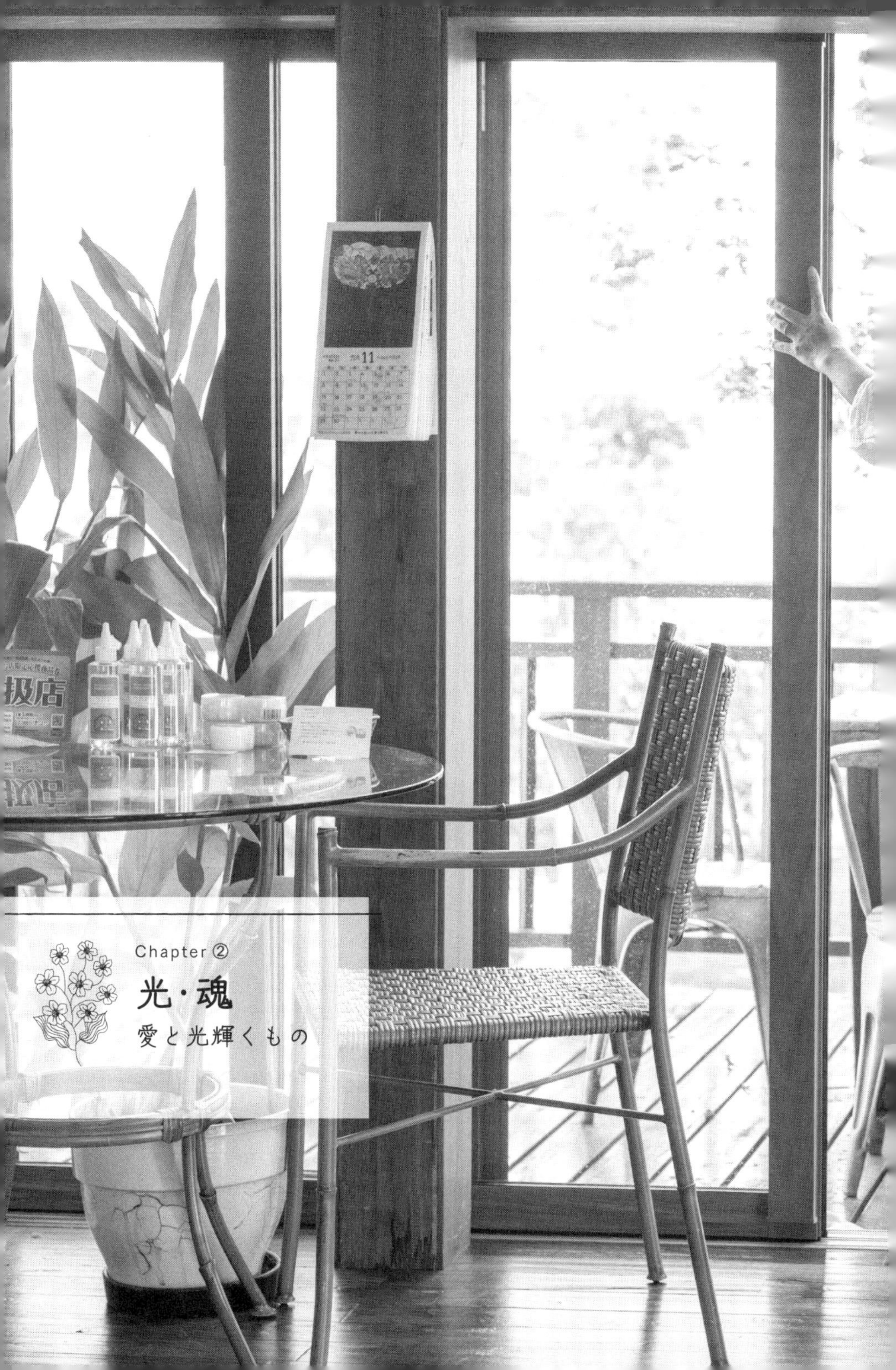

Chapter ②

光・魂

愛と光輝くもの

セラピストとしての私の使命

アロハの心とは、無であることだ。心そのものがemptyであることが、いい状態だ。

アロハという言葉は使う者の心がこもらなければならない。アロハとは心の状態そのものなのだ。

ハワイアンにとっての本来の「アロハ」は、「愛」「信用」「誇り」「智慧」そしてこれがいちばん重要なのだが……オハナ（family 家族）であることの深い理解の気持ちとしての意味を持っている。

ハワイアンが「アロハ」と言う時、それは単に他者を受け入れているのではなく、自分の心の中の最も重要な部分を、自分という精神そのものを、エナジーとして相手に与えるのだ。本当にうれしい時、本当に何かを真実だとして感じられた時、その心がアロハという言葉になるのだ。だからその時々によって、アロハは「good-bye」にもなるし、「I love you」にも「thank you」にもなる。相手への最大の賛辞にもなる。心が繋がる際の、喜びの言葉なのだ。

自然と自分がひとつになった時の感激もアロハだし、人と心が繋がった状態も、本当のアロハだ。そして、自然や人と繋がった状態が、オハナ（family）なのだ。

生かされていることへの根源への感謝の気持ちがアロハだ。

山に住む神、海に住む神、森に住む神、火山の神……すべてへの感謝の気持ちがアロハだ。

アロハとは、無である心の状態だ。自然から受け取るエナジーなのだ。我々を取り巻く自然から、そういう力を得ることができる。それは神の贈り物であり、元々そこにあるのだから、我々はただ感じとればいい。ただ心を透明に、本当に素直にいればいい。自分でいればそれでいいのだ。シンプルなものだ。自然との繋がりを感じられれば、自分は常にクリアに保たれる。

アロハとは愛。兄弟。無になれば本当に理解できる。地球における幸福の意味がわかる。

感謝の気持ちがあれば、邪心などすぐに消える。

自由とは、制限がない。欲望がない。

しかし、大人になってくると、自分とは違う皮をまとうようになってくる。そうなったらもう、自由ではない。自分で癒やさない限り、その不自由が続く。

まといつけてしまった物を、脱げばいい。心を持つこと。そうすれば簡単に脱げる。そして深い満足感を得ることができる。皆、自分が握りしめているものを離してしまって、ケイキ（子ども）になればいい。我々はそもそも自然の子どもなのだから。母なる地球の子であり、聖なる神の子なのだから。そして神は、子どもである自分の中にある。

それがわかれば、真実がわかる。心が壊れない。

そして愛を持つようになり、慈しみの心が生まれる。その愛こそがアロハだ。

自然のすべてが神であり、その自然から何かを受け取る心がアロハだ。

アロハでいることが本来の自分で、その人間によるオハナこそが、パラダイスなのだ。

しかし今は、本当に大切なものが失われている。何かによって滅ぼされる、その極みにある。自然が消えれば、心までも消えてしまうのだ。

その罪深さを知ってほしい。

（ハワイアンのリーワイという人物の言葉を引用）

大学卒業後、会社員として働く中でアロマテラピーと出会い、私は英国ＩＦＡ認定国際アロマテラピストを習得しました。

その後、東京の人気サロンで働くという、長野ではできない経験をさせていただいてから、2000年に長野駅前に自分のサロンをオープン。

経営という新しい役割に悩みながらもさらに学びを深め、40歳になった時、「経営者よりあくまでもセラピストでありたい」「オリジナリティのあるサロンを作りたい」という気持ちが湧き上がり、実家の離れに現在のサロン「HALE PLUMERIA」をオープンさせたのです。

長野駅前に比べれば、交通の便も悪く、まわりは果樹園や畑ばかり。それでも、おかげさまで遠方からもお客さまがいらっしゃいます。


経営者として全方向に気を張ってきた駅前のサロンを手放し、田舎に移ってきた当初は、知らず知らずのうちに握りしめていたエゴやプライドの高さなど、見たくなかったものが出てきて葛藤しました。

でも、新しい自分の在り方を模索する中で、潜在意識に潜んでいた感情が表面化し、結晶化して放出されることで浄化が起きたのです。もういらなくなった思考や感情を手放し、心に新たなスペースが生まれ、内なる調和が深まったことで、新しい自分を受け入れられるようになり、素の自分が姿を現したように感じました。そして気持ちがふっと軽くなり、「楽しい!」という感覚を持てるようになったのです。

握りしめているものを手放せば、楽になります。

私の使命は、自分の内側から溢れる愛と光を輝かせ、喜びのエネルギーを世界へ広げることだと、改めて実感しました。その実現のためには、私自身が発するエネルギーの質を高めることが欠かせません。それこそが、訪れてくださるお客さまに無限の愛と光を届ける鍵となるのです。

本来の目的に近づいた時、私自身も心からの喜びを感じながら、この仕事に向き合えるようになりました。この喜びが、さらに愛と光を増幅し、広がり続けると信じています。

「HALE PLUMERIA」というサロンの名前からはハワイを連想される方も多いかもしれません。

「HALE」はハワイ語で「家」、「PLUMERIA」は可憐で甘い香りが特徴の花の名前です。開業時に占い師からいただいたアドバイスを参考にした命名で、特にハワイを意識したものではありませんでした。

ただ、この名前に導かれ、ハワイとのご縁の深さを後になってから感じました。ハワイに導かれたのは、偶然のような必然だったと思います。

プルメリアの5枚の花弁には、「ALOHA」の5文字にちなんだハワイアンスピリットが割り当てられ、愛を象徴する花として知られています。

A……Akahai（アカハイ）優しさ、思いやり

L……Lokahi（ロカヒ）調和、協調性
O……Olu、olu（オルオル）喜び
H……Ha、Ha、a（ハアハア）謙虚さ、素直な心
A……Ahonui（アホヌイ）忍耐

サロンの理念を象徴するような、この美しい花の名前に導かれたことに、心から感謝しています。

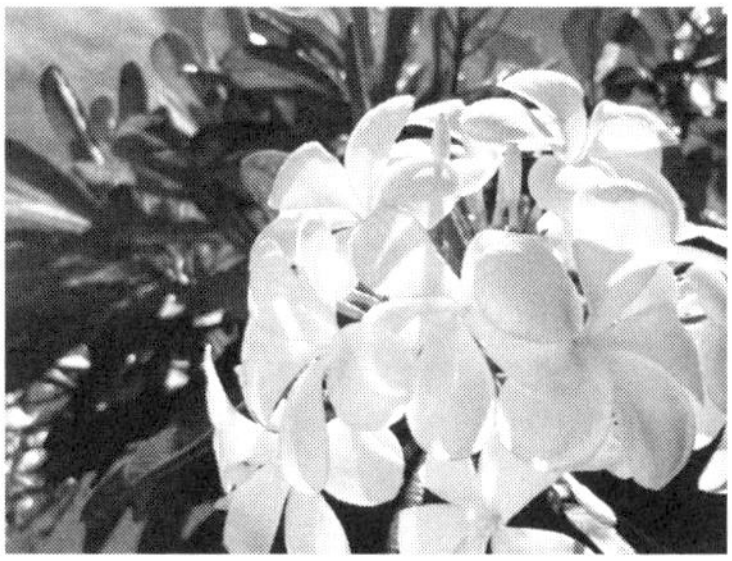

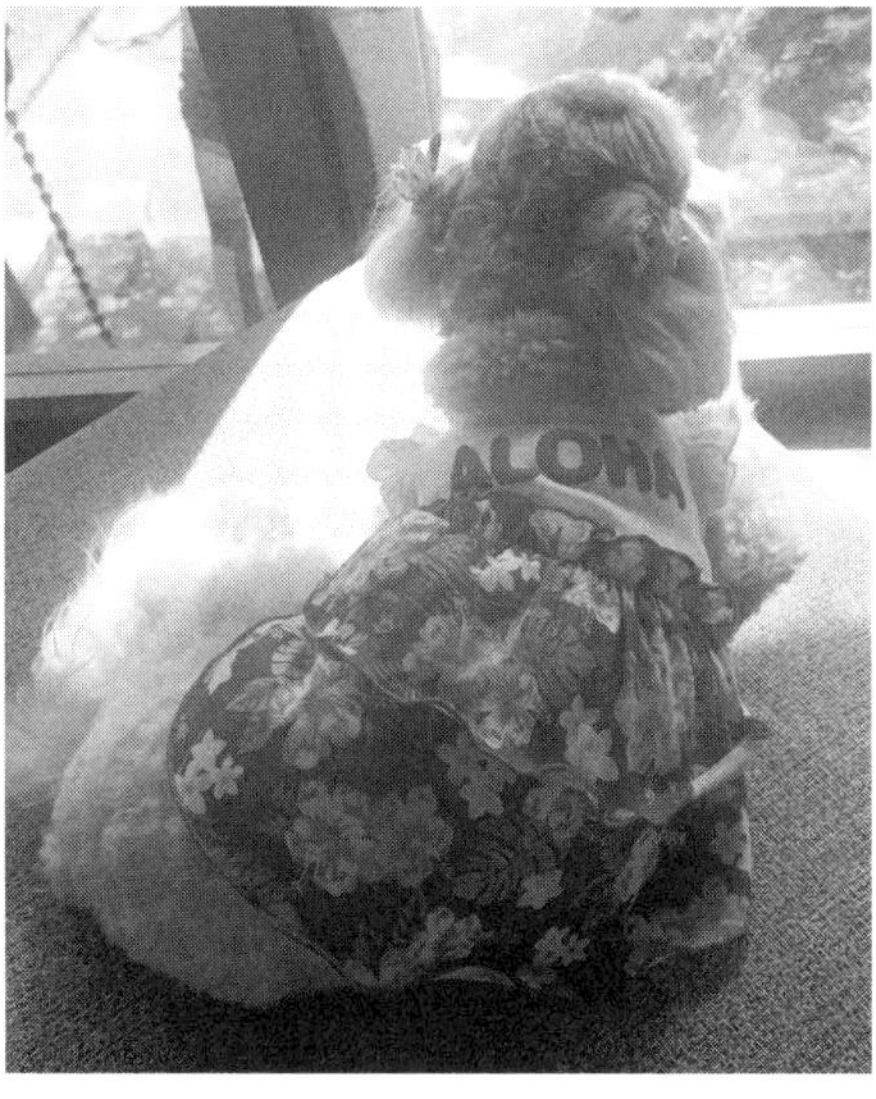

マッサージはアート
愛あるアートを創造していくこと

マッサージを学び始めてから長い年月が経ちましたが、学びには終わりがありません。経験とともに、いつも新しい発見があり、理解がさらに深まります。

「マッサージとは、最も地味なアートであるが、どれだけ専門的な知識を持っているかというよりは、どれだけの愛を放出しているのかが重要である。
最初はテクニックを習う。その後は……テクニックはすぐに忘れろ。そして感じてみるがいい。ただ感じるままに動くのだ。
深く理解がわいてくると90%の仕事は愛によって行われ、10%がテクニックだ。触れること、その愛あるタッチこそが身体をリラックスさせるのだ」

これは、インドの哲学者・宗教家であるバグワン・シュリ・ラジニーシがその著書で語った言葉です。

テクニックや新しい情報を追いかけ過ぎると、感じることや愛あるタッチに集中することが疎かになります。

そして私の心に響くのは、「マッサージとは、最も地味なアートである」の部分。アートには表現者と受け手が存在し、お互いに精神的・感覚的なエネルギーを受け渡しつつ影響し合います。

マッサージも、施術者と受け手との間でエネルギーが相互に作用し合い、そこに新しいエネルギーパターンが生まれ変化が起きます。確かに、地味ですがアートですね！

施術者は神聖な気持ちで、愛を込めてエネルギーを動かすことを意図することが、施術をする時の基本だと思います。

また施術者は自分自身に自信を持って施術をすることが大切です。ここで言う「自信」とは、「自分はすごいんだ！」と自信満々にアピールする姿勢のことではありません。自分自身に寛いでいる状態、自然体でいられることだと思います。

寛ぐことでより深く感じることができます。

人は誰しも、プラスとマイナスのエネルギーを持ち合わせています。そして、マイナスのエネルギーは決して悪いものではありません。誰もがエネルギーの調和と不調和を経験しながら成長していくからです。

その不調和から生まれる不協和音を調律するためには、自分の内面と向き合い、気づきを深めることが大切です。その気づきをもとに、行動を変え乗り越える勇気を持てた時、マイナスの出来事はプラスのエネルギーへと転じます。こう考えると、マイナスのエネルギーはむしろ成長のきっかけとなる貴重なものといえるでしょう。

セラピストは、ネガティブなエネルギーを持っているお客さまの施術をした後に心身ともに不調になることもありますが、それはネガティブなエネルギーを受けたというよりも、他者のネガティブエネルギーに共鳴した〝自分自身の潜在的ネガティブエネルギー〟が表面化したということなのかもしれません。

たとえば私の場合なら、自分の疲れや本心を無視して、人から感謝されるという感情を受け取って満足したいと思って行動してしまうことがあるのです。これは潜在的に持っている「人の役に立って認めてもらいたい」という承認欲求にも似た感情を、休みたいという本音よりも優先させ、自分を犠牲にしている行為に他なりません。自分に優しくできていない証拠です。

真の優しさは、まず自分を大切にすることから始まります。それは自己中心的ではなく、自分のことも他者と等しく慈しむことなのです。人の癒やしが仕事であるセラピストこそ、自らを癒やし、エネルギーの調和を保つことで、その在り方を体現することができると信頼と共感が生まれ、お客様が安心して癒やしを受け入れやすくなります。

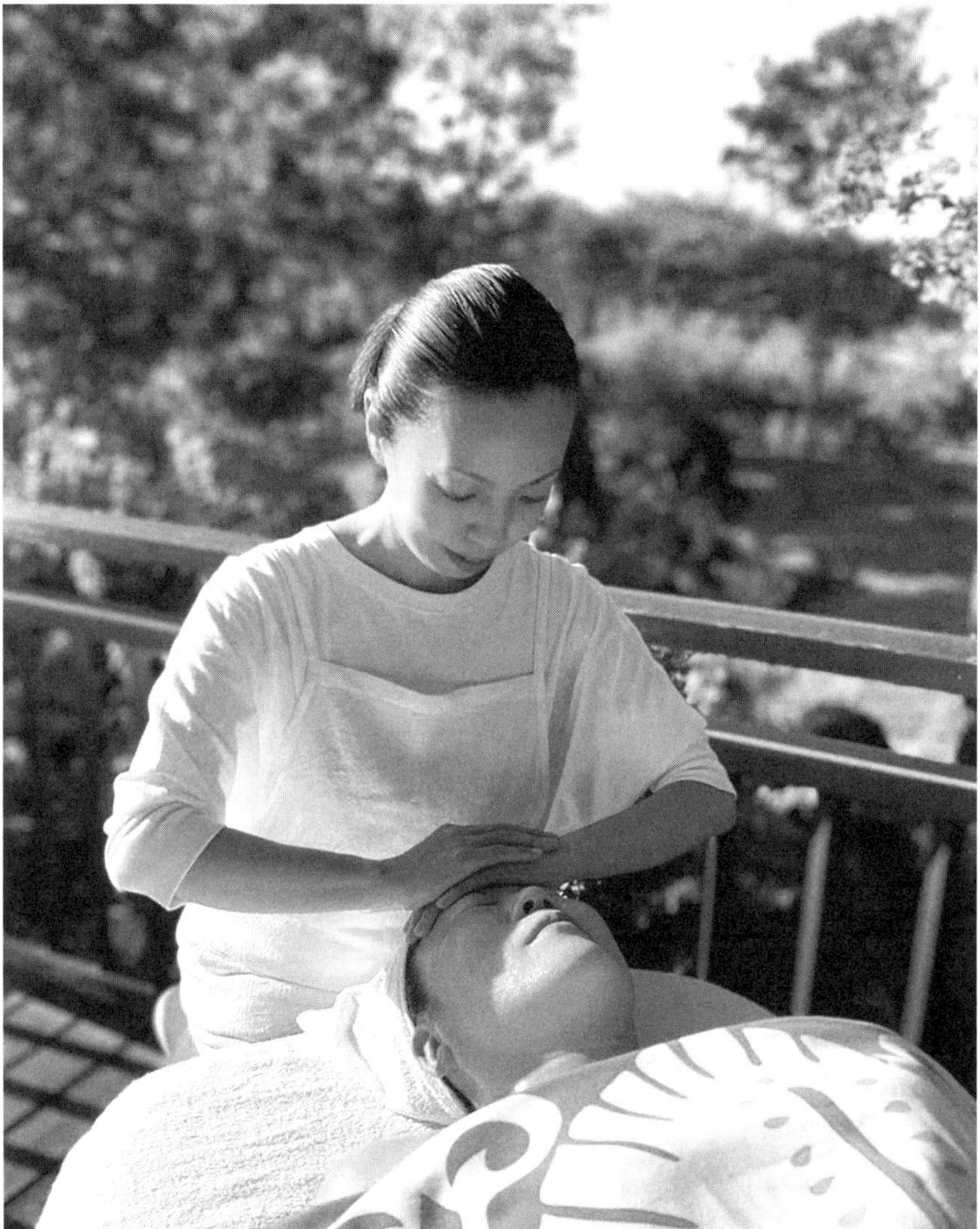

セラピストは、自分の内側で発するエネルギーとも向き合うことが多いため、人を癒やす過程の中で自分自身の浄化や癒やしにも積極的に取り組む機会が与えられているように思います。他者とともに成長していくためにエネルギーを使うことができる、素晴らしい仕事だと感じています。

マイナスの感情やネガティブなエネルギーもすべて受け入れ、神聖な気持ちで愛を込めて施術に臨む時、お客さまだけでなく、自分自身の内面も愛のエネルギーで満たされていくのを感じます。そのエネルギーは、慈悲の心にも似ているように思います。まるで観音様が手にする蓮の花のようです。蓮が泥沼の中で美しい花を咲かせるように、マイナスの感情もまた美しいエネルギーを生み出します。

マッサージは、私にとって単なる施術ではありません。それはアートであり、慈悲の心を育む場であり、他者を癒やすと同時に、自分自身をも慈しむことを思い出させてくれる尊い営みなのです。

自身の治癒力の目覚めを促す手伝い

HALE PLUMERIAの大きな目的は、みなさん一人ひとりの中にある「治癒力の目覚め」を促し、健康と平和をサポートすることです。

治癒力の目覚めとは、自然治癒力や免疫力といった、もともと人間に備わっているはずの機能を甦らせること。

自然から遠ざかりつつある現代人にとって、一朝一夕に叶えることは難しいのですが、とても大切なことなので時間をかけて取り組んでいただきたいです。

地球は今、大きな変革期を迎えていると言われています。

少しスピリチュアルな概念ですが、西洋占星術においては「風の時代」という新しい時代の流れが2020年頃から始まり、それに伴う次元上昇により、意識や価値観の変化を通じて、より軽やかで自由な生き方を目指す流れがスタートしています。

この「風の時代の次元上昇」に伴い、多くの人がこれまで抱えてきた不要な執着や重荷を手放し、解放されていく流れが生まれています。それは、自分自身をより自由にし、軽やかに生きるための大切な過程なのですが、この過程には浄化が伴い、時として痛みや不安、葛藤を感じることがあるかもしれません。手放すということは、慣れ親しんだものや安心感を与えてくれたものとの別れが生じるからです。

それゆえに、この浄化のプロセスを乗り越えるためには、自分自身を信じ、揺るがない内なる力を備えることが必要です。浄化の過程はエネルギーを多く使います。心身を整え、耐えうる力を養うことで、浄化がもたらす新たな光をしっかりと受け入れることができると思います。

私のサロンに興味を持ってくださる方たちは、西洋医学や薬にも限界があることに薄々気づいていらっしゃることが多いです。

未病を防ぐことの大切さに気づいて、さまざまなことを試すものの手応えを感じられずに彷徨ってしまう方も中にはいらっしゃいます。そんな方にお伝えしたいのは、「焦らず、自分の中のインナーヒーラーの声に耳を傾けてみてください」ということ。

インナーヒーラーとは、あなた自身の中にある癒やす力のこと。どんな人にも、癒やす力は必ず眠っています。でもそれは、特効薬や手術とは違ってすぐに効果を発揮してくれるわけではありません。

私の経験上、即効性があるものには必ずと言っていいほどデメリットがあり、副作用で身体が消耗してしまうケースは少なくないのです。

最近は、できるだけ少ない刺激で副作用の心配がない安全な治療の積み重ねに価値を見出す方が増えてきたと手応えを感じます。劇的な変化はなくても、「なんとなくイイ感じ」「気づいたら元気になってきた」という微細な感覚を得られる治療が、真の健康に繋がると私は信じています。

今、時代も価値観も大きく変化する時期。これまでの西洋医学優位で、治療のためにはマイナスな面も飲み込むという力にまかせた治療ではなく、より自然で無理のない「自分の中の治癒力」を信じ、それを助ける自然の力を学ぶことがとても重要ではないでしょうか。

私ができることは、その手助けをすること。

治癒力や免疫力、さらに言えば寿命にも個人差がありますが、どれだけ健康的な人生を送れるのかどうかは、自分の選択次第だと思うのです。

私だけが頑張っても、ご自身が内なる癒やしの力に気づかなくては意味がありません。

サロンでは、みなさんの選択にお応えできるようにさまざまなメニューを用意しています。それと同時に、どのように自分の身体と向き合っていけばいいのか、寄り添いながらサポートさせていただきます。

私が大好きな本『アミ小さな宇宙人（原作：エンリケ・バリオス　徳間書店　2005年）』の中で、創造主が宇宙を創造した時に、原材料として「愛」を使用したというくだりがあります。「愛」が宇宙や生命の本質だから、この宇宙に存在するものは、目に見えるものも見えないものもすべて「愛」でできているというわけです。

ということは、私たちの身体も「愛」でできています。そのため、もともと「愛」である身体を愛そうとする必要はなく、ただ「愛でできているんだね」と認めればいい。身体に対するあらゆる理想も否定も手放し、無条件に受け入れれば、愛のエネルギーはますます大きくなって、身体が自らを修復して理想の状態に近づいていきます。その自らを再生する力こそが「治癒力の活性化」なのです。

私は治癒力を目覚めさせるお手伝いをさせていただくだけです。最終的にはみなさん自身の治癒力が一番の鍵になります。

みなさんの中の治癒力が目覚め、それをみなさんが信じて活かしていくことで、細胞がイキイキと復活していくのを感じていただけたらうれしいです。

内側と外側の美しさを一致させること

今私たちは、物質的な豊かさや安定を追い求める時代から、目に見えない精神的な繋がりや、自由で、軽やかな生き方が求められる時代へと移行するため、価値観も意識も大きく変わりつつある激動の時代を生きていると言われています。そんな時代を生き抜くためには、自分自身の内面的な成長や調和、自分を大切にする感覚を磨き、自分自身の魂の輝きを取り戻していくことが必要です。

その手助けとして、自分の本質と繋がり、芯から固まっていた意識やネガティブなしこりを解《ほぐ》して、その人らしさが自然に溢れ出て楽に生きられるようになるようなワークショップをたくさん開催してきました。

おかげで私自身も内面が充実し、ストレスに強くなったと感じています。

さらにこれからは、外面の美しさと内面の美しさのバランスを取り、アップデートしていくことを意識していきたいです。

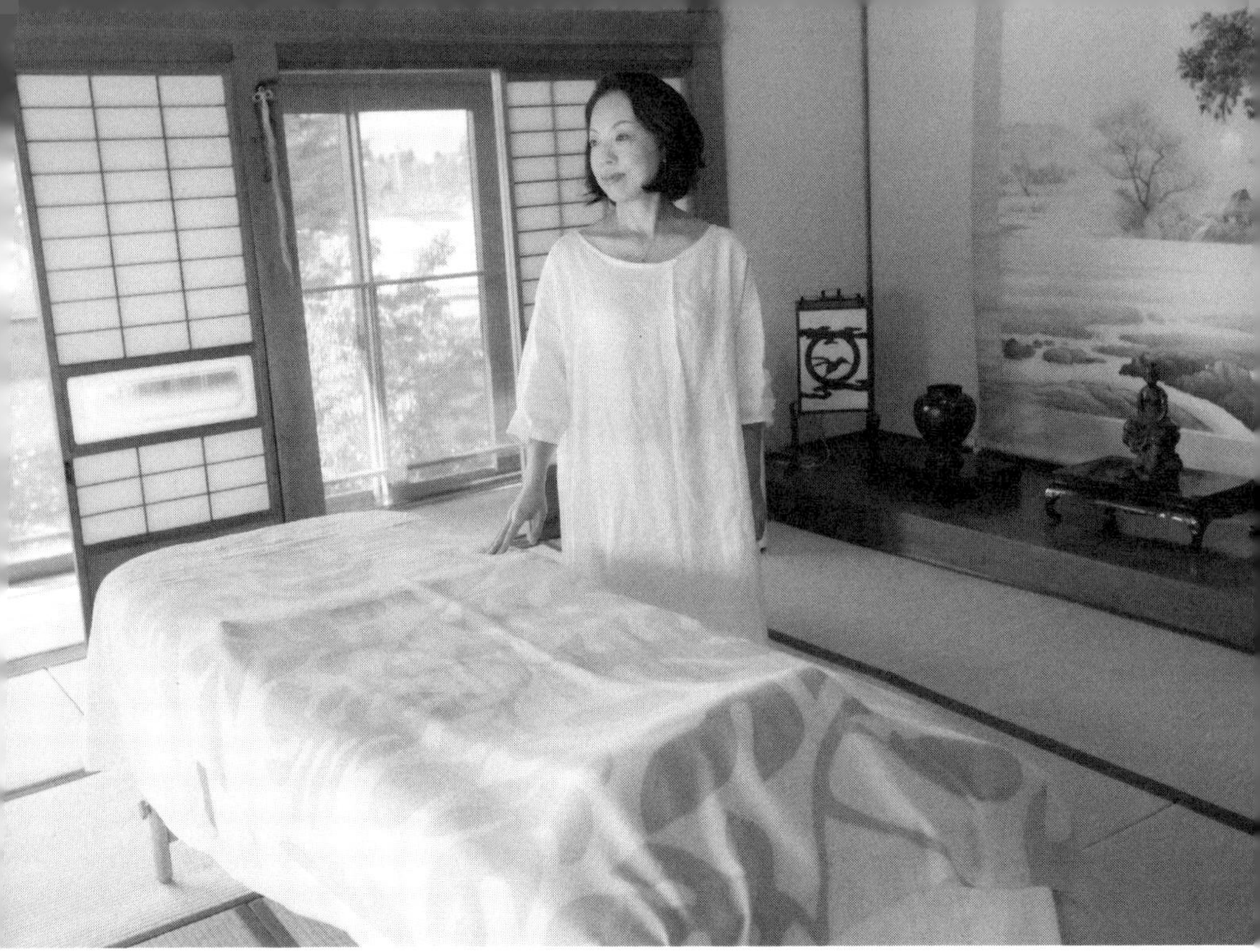

20代の頃の私は、エステサロンや化粧品の研究をしているような単なる美容オタクでした。若い頃は、外面の美しさにばかり目が向くものですよね。

私はその後、人生の必要に迫られて(笑)、内面のケアの大切さも実感するようになりました。その結果、今度は「内面を美しくすることこそが大切」「外面よりも内面を美しく」という内面重視に偏りがちになりました。

でも今は、内面も外面も、どちらも大切。この2つの美しさが一致することで、本当に内側からさらに進化していけるように思うのです。内面を磨いて内なる光を強くするだけでなく、外側の美しさにもきちんと向き合い、バランスを取ることでより人生は充実していくと信じています。

日本初上陸のプラズマライトセラピーで美感電圧を上げる

実家の離れをリフォームした私のサロンは、家族が暮らす日常の中にあります。はじめからサロンとして設計され、エステやアロマテラピーなどのために用意された場所とはちょっと違います。

リゾート地にあるような、高級感や非日常を提供するサロンではないけれど、代々受け継がれてきた建物と自然が取り囲む、荘厳で澄んだエネルギーに満ちた特別な場所なのです。

そんなところなので、私がサロンの空間づくりでとても重要視しているのは、調和を保つこと。土地や植物、家族などサポートしてくれているすべての存在に感謝しつつ、小さな違和感や不協和音に気づいたら、それを浄化して整えていくことを常に意識しています。

HALE PLUMERIAを訪れてくださるお客さまにとっても、家族はもちろん、私自身にとっても、心から寛げる調和のとれたすがすがしい場所に保つため、純粋でクリアなエネルギーで満たしていくことにいつも工夫をこらしています。

Ｃｈａｐｔｅｒ１でも触れましたが、２０２３年2月、人生が大きくうねり、ますます自分軸をしっかり持ちながら、調和を大切にしていかなければならないと思うことが起こりました。

それは、簡単に説明すれば、祖父が起業し、父と叔父で盛り立ててきた中島家のシンボルのような会社を他企業グループに譲渡し、社長を務めていた夫も退職するという予想もしなかった出来事でした。

しかし、現実にはほんの数行では言い尽くせないさまざまな困難や決断があり、この家の13代目として育ってきた私の感情も大きく乱れて、ネガティブなエネルギーに飲み込まれそうになりました。

しかし、この出来事によって、自分の中のネガティブな部分がすべてあぶり出されたことで、人生最大の浄化ができました。手放す必要のある信念、感情、関係性が見えたことは、ある意味ギフトでした。

私たち夫婦は「期待に応える人生」と「自分らしく生きる人生」の狭間で、いつも心が揺れて疲弊していました。そして2人で話し合い、それらの矛盾を振りきったことで、奇跡的なサポートが入り、想像もしなかった出会いに導かれて、魂の本流へと方向転換する決心ができたのです。前を向いて新しく生きていくことを改めて選べたことは、今本当に良かったなと感じています。

夫が27年間勤めた会社から覚悟をもって転職したことも、コロナ禍に短期間で社長に就任し、大きなプレッシャーと葛藤を感じながら一生懸命頑張っていた姿も隣で見てきました。

私には決して務まらない大きなお役目を果たしてくれたと、心から感謝しています。

退職の日に、夫が社長交代を決意して、新たな人生の扉を開けると決断した時に、一人で中島家のお墓にお墓参りをして、草取りをしてくれていたことを知りました。その時、本当に覚悟を決めて中島家に入ってくれたのだなと、つくづく感じました。

夫は、中島家が長く抱えてきたプライドや強い責任感で、周囲の期待を背負いながら走り続けるという家系のカルマを静かに解き放ち、地の時代から風の時代への架け橋となってくれたように思います。目には見えないところで、彼の存在が、新しい流れへと転換するきっかけをもたらしたと感じました。

やがて嵐に翻弄されたかのような日々が落ち着くと、親族への感謝、ご先祖さまへの感謝、サポートしてくれた宇宙や自然への感謝が湧き上がってきました。

一連の出来事の後に残ったのは愛と信頼であり、さらには夫というもっとも身近で信頼できる存在が、仕事においてもパートナーになってくれることになったのです。

それが、２０２３年春のこと。それから私たちは、代々受け継いできたエネルギーに満ちたこの場所で、自分の心に正直になりながら、同じ志を抱いて、自分たちができる最大限の癒やしを目指す日々を送っています。

Ｃｈａｐｔｅｒ１でもご紹介した日本の超古代文明「カタカムナ」では、美しいものには高電圧のエネルギーが満ちていると考えられていました。そのエネルギーは「美感電圧」というもので、美感電圧が高い空間で人は「美」を感じ、その感性とエネルギーとが共振して心身に伝わると、充電されたかのように満たされます。

その結果、生命力が高まる。これは、カタカムナ人にとってはごく当たり前のことでした。

また、カタカムナでは「イヤシロチ」というエネルギーに満ちた場が重要とされています。イヤシロチはいわば、マイナスイオンで満たされた生気が広がって充実し、そのエネルギーが安定して持続的に供給される一定の場所のこと。

このような場所では金属が酸化しにくくものが腐りにくい。電気的には、「還元電圧地」とも言い換えられます。

私たちが目指すサロンの在り方も、まさに還元電圧地である「イヤシロチ」なのです。

当サロンが日本で初めて導入した「Ｔｈｅｒａｐｈｉ」は、光と音の周波数を磁場と組み合わせて、身体のまわりに強力な「還元電圧地」を構成し、酸化を還元するエネルギー治療装置です。

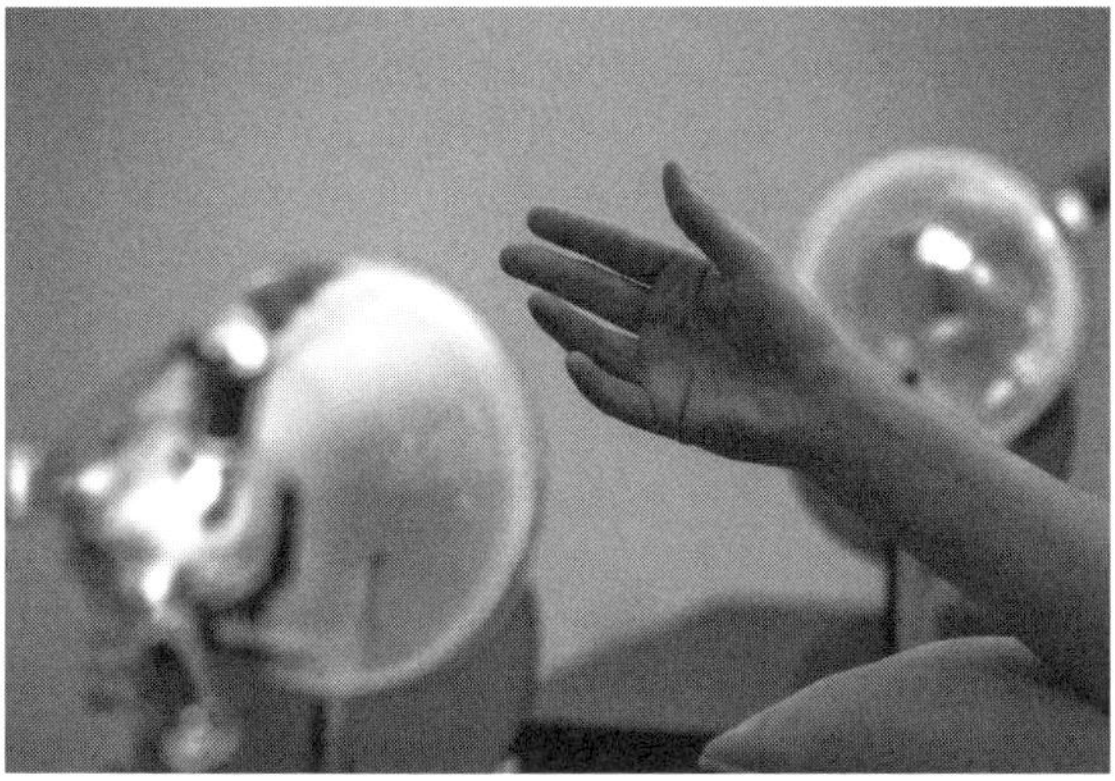

サロン全体をイヤシロチ化するのはもちろんのこと、この装置で作られる磁場の中に横たわり、濃縮された還元電圧に身をさらすことで細胞一つひとつのミトコンドリアが充電され、エネルギーが再構築されていくのです。

「Ｔｈｅｒａｐｈｉ」の導入前から、ゴングとシンギングボウルを使ったサウンドヒーリングやアロマテラピートリートメントなど、美しい音や香りを使い強力に美感電圧を上げる施術を実践してきました。そのような土台があって、さらに「Ｔｈｅｒａｐｈｉ」を取り入れたので、その相乗効果は絶大であると確信しています。

光は闇を弾きます。

疲れて光を失った細胞に、「Ｔｈｅｒａｐｈｉ」のプラズマ光を当てると、プラズマ光が創り出す空間の場のエネルギーの電位差により、乱れた身体・心・魂がイヤシロチで癒やされ、浄化されます。それによって美感電圧を充電することができ、その結果神々しさや気高さを感じられるようになります。心が落ち着き、頭脳が明晰になり、判断力が増したり、感動する能力が高まったりしていきます。

日常の中でも、できるだけ美しいものに触れて美感電圧を上げていくといいですね。イヤシロチ化したこのサロンでの施術メニューはすべて、生命力・免疫力・治癒力を活性化していくものです。美感電圧に波長が合い、共鳴・共振する感性が培われると、精神性も高まっていきます。

自分軸をしっかり持ちつつ、空間の調和を保って美感電圧を上げていく。人生の大きなうねりを経て、たどり着いたこの場所を、これからも大切に守っていきます。

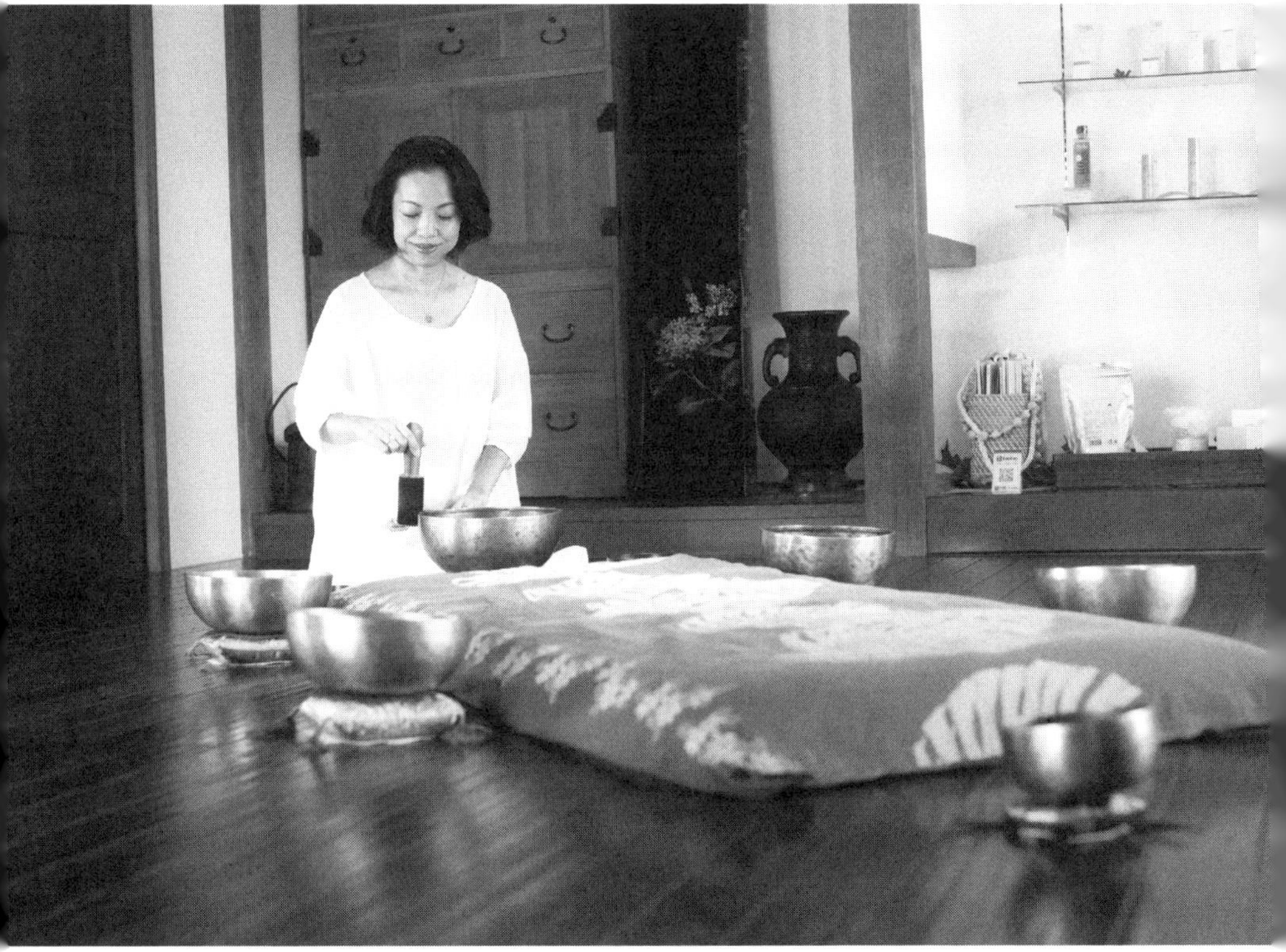

Column②

【サヌキ】と【アワ】の価値観

1万2千年前の日本に存在したとされる高度な超古代文明、カタカムナでは【サヌキ】と【アワ】という考え方があります。

【サヌキ】の世界は男性性の原理で、これまでの社会や人間の営みの中で当たり前によしとされてきた価値観です。

まわりに「サ」をつけて「ヌキ」ん出るという、競争原理を基本とし、目的に向かって突き進み、右肩あがりに成長するといういい面がある反面、元来持っている生命エネルギーを消耗してしまいます。

一方【アワ】の世界は女性性の原理で、大地・自然・宇宙と調和して繋がり、みんなで共生共存して、螺旋的に上昇していく世界観や価値観です。

生命エネルギーやクリエイティブエネルギーが充電され、供給されていく素晴らしい価値観ですが、反面、調和を優先しすぎると、個性や自立意識が抑えられ、対立を避けすぎるあまりに依存関係や偽りの調和を招く恐れがあります。
どちらにも偏りすぎないバランス感覚を養うことが大切なのだと思います。

私たちは、戦後教育の中で【サヌキ】の生き方が根づいていますが、これからの時代は【アワ】の世界を広げていくことが、新しい地球人の在り方と、地球や宇宙からも求められているといいます。

今、夫婦と愛犬で、【アワ】の世界観を育みながら暮らすことができていることがとても愛おしいです。以前では想像ができない奇跡のような展開に心から感謝しています。

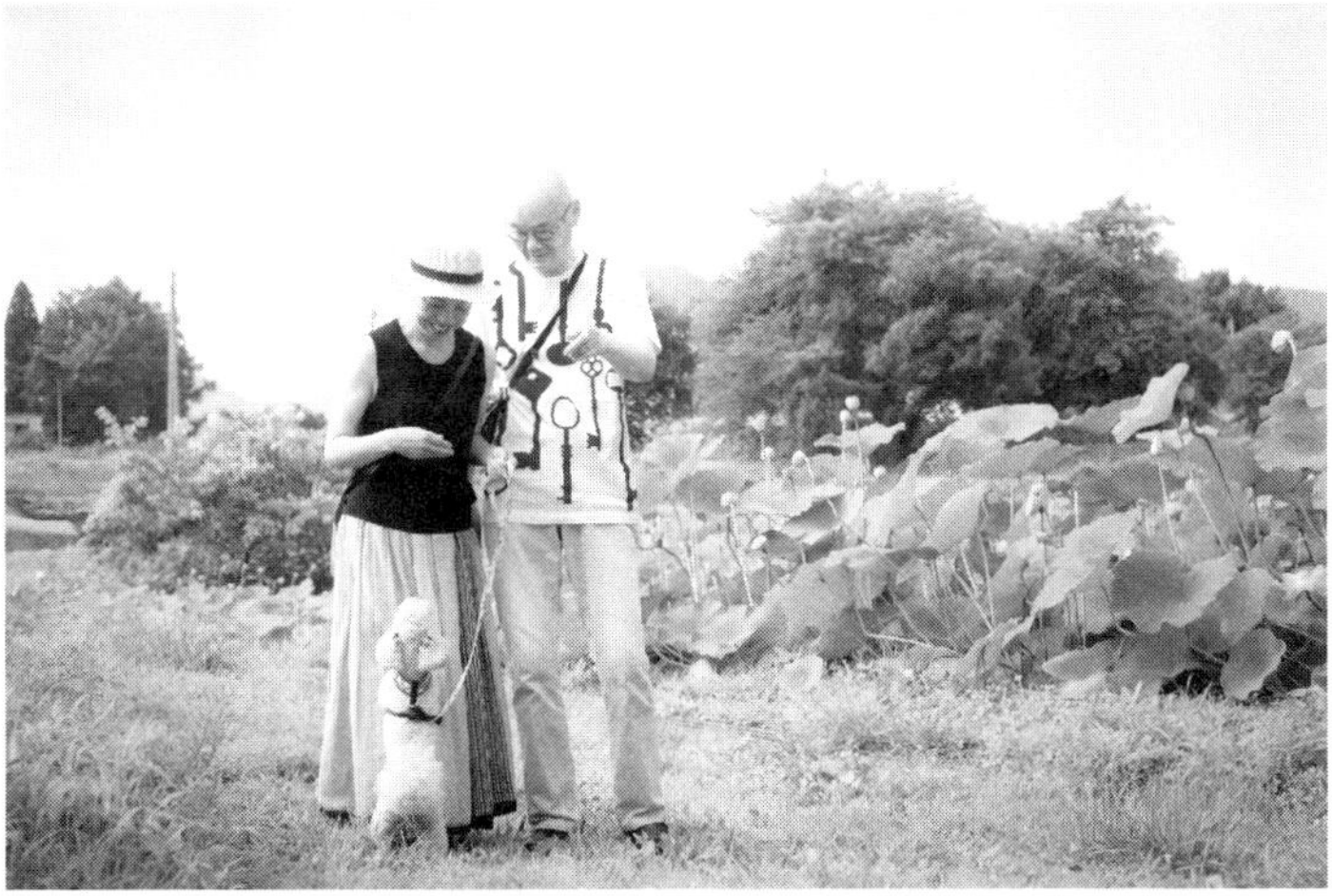

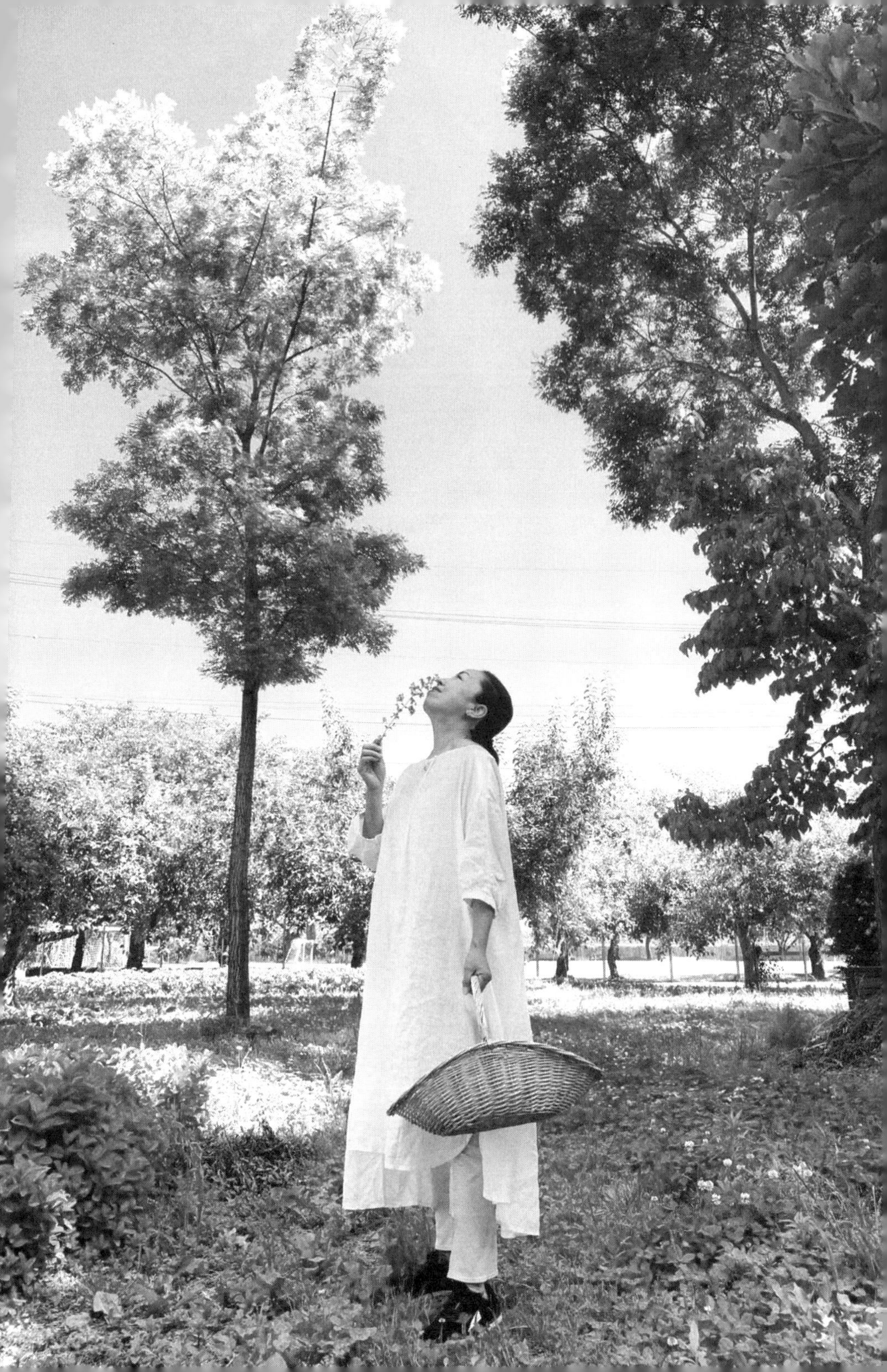

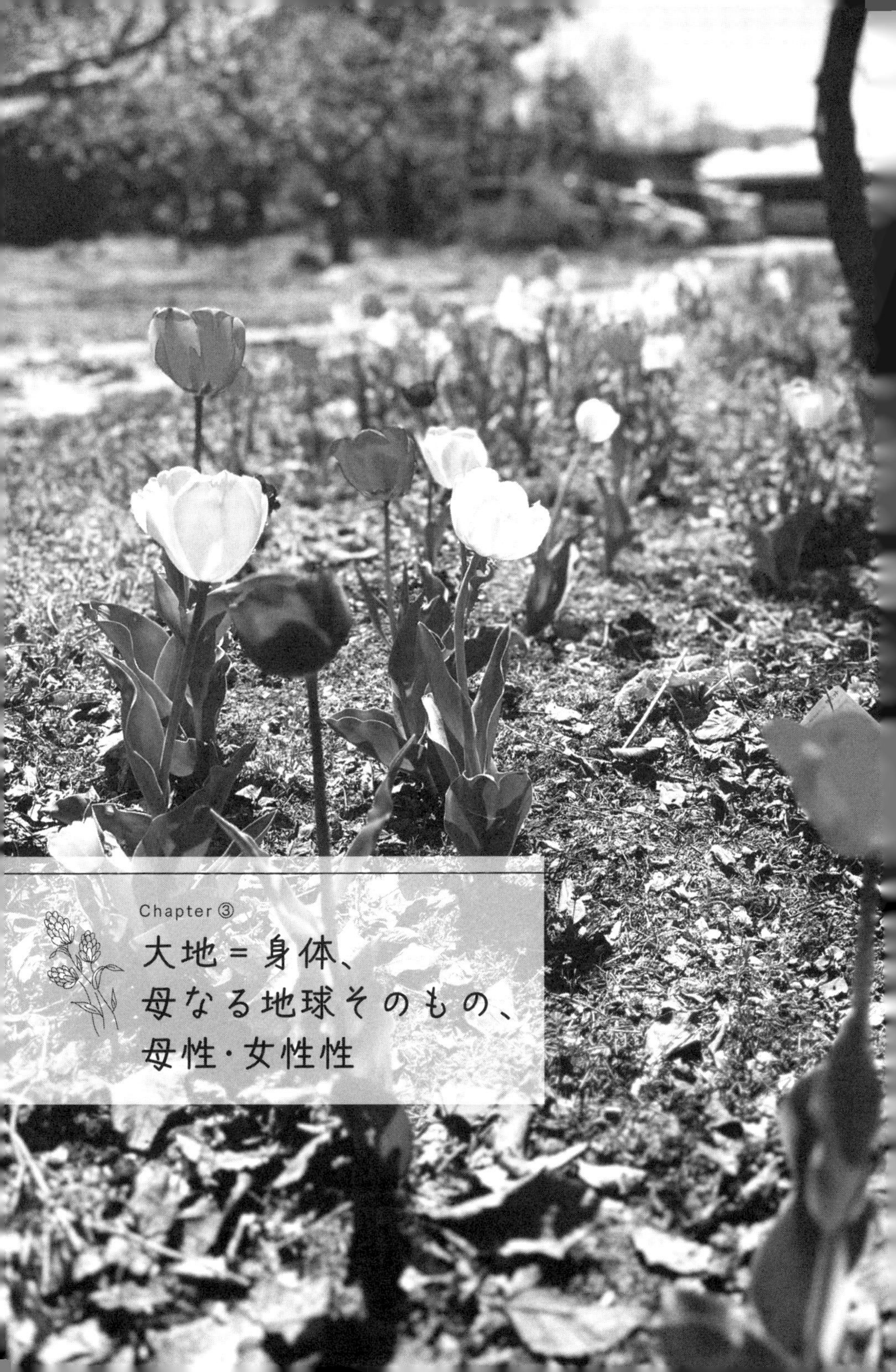

Chapter ③

大地＝身体、母なる地球そのもの、母性・女性性

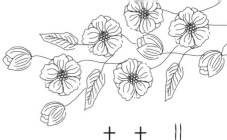

土地に根付き、土地を愛し、土地を癒やす

私たちは、目に見えない生命エネルギーを取り込みながら、この地上で生かされています。

セラピストの仕事をしていく中で、技術と同様に大切なのは、セラピスト自身のエネルギーがクリアな状態であること。

なぜならセラピストは、施術中、その身体を通してお客さまのエネルギーを受け取り、こちらのクリアなエネルギーをお渡しする、目には見えないエネルギー交換を行っているのです。

お客さまの身体に触れ、日頃溜め込まれているストレスを解放する場を提供している以上、エネルギーを理解していないと、本質的なケアには至らないと感じます。

その一方で、セラピスト自身のエネルギーが整っていないと、心身のバランスを崩して苦しむケースもあることを、私自身が経験し実感しました。その経験を通して、セラピストのエネルギー状態が常にクリアである必要性をひしひしと感じています。

きれいな水も、錆びた水道管を通して出てくれば錆びで劣化してしまうように、セラピスト自身が混沌としたエネルギーの状態であると、エネルギー調整を行うボディーワークの際に、クリアなエネルギーの通路になれなくなります。

セラピストはその性質上、内側のエネルギーをクリアな状態に保つことをとても大切にしていますが、これはセラピストに限らず、人と関わる際は、大小差はあれどエネルギー交換が行われるので、どんな人にも言えることかもしれません。

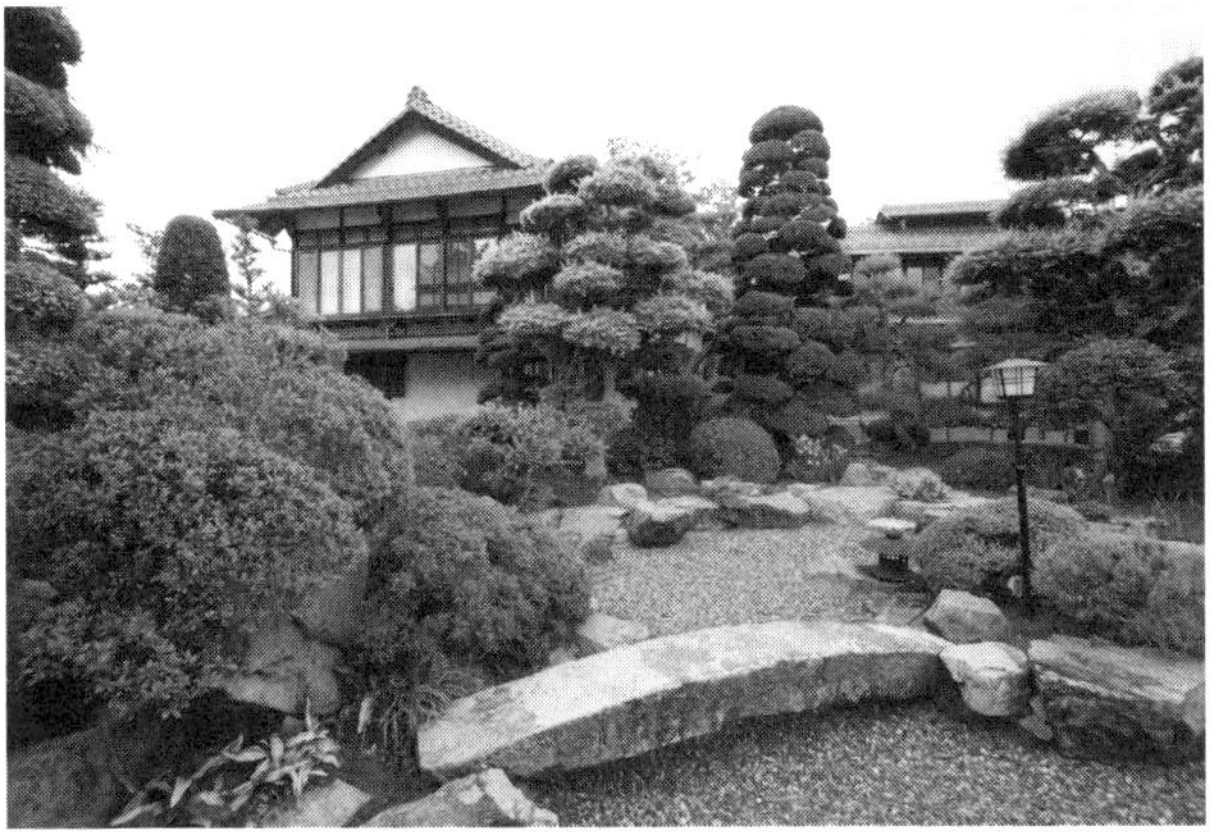

若い頃の私は、技術や演出など、外側の自分に自信をつけることに一生懸命でしたが、今は自分自身の身体がクリアなエネルギーの通路となるために、清々しい気分で心地よく過ごせるよう内側に意識を向けることをより大切にして

います。

そして、その状態を保つために、場のエネルギーもとても大切にしています。

私にとって生まれ育ったこの場所は、真の自分自身に繋がる感覚で仕事ができるパワースポットです。

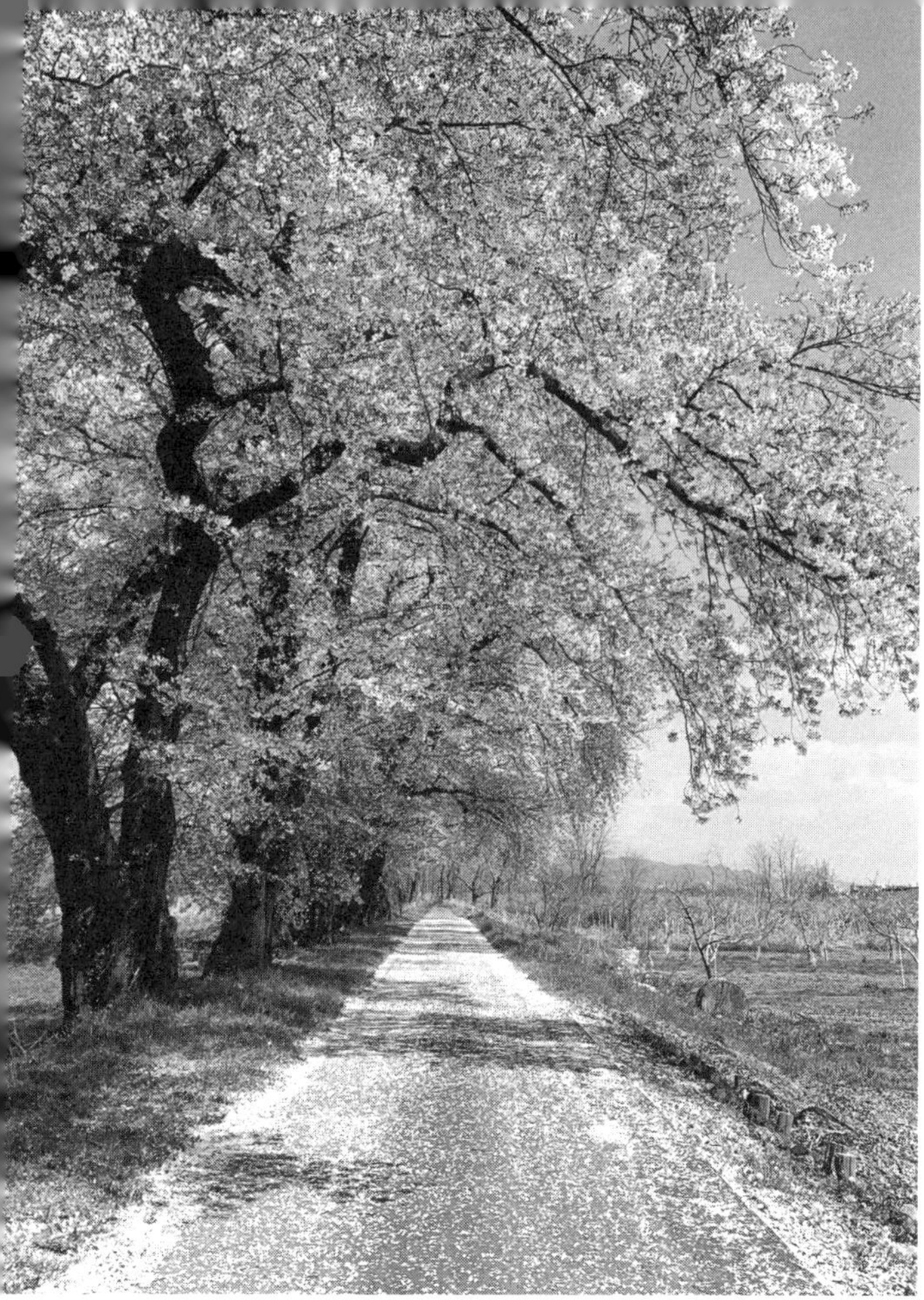

東京に出たことも、長野駅前でサロンを経営したこともありますが、私を育んでくれたこの自然豊かな土地で働く今が、一番幸せだと感じます。

ご縁のある土地に根付き、土地を愛し、癒やし癒やされながら仲良くなると、土地はあなたを応援し、愛のエネルギーで守ってくれるのです。

グラウンディングを日常に取り入れる

忙《せわ》しない現代社会では、なかなかゆったり寛いで身体の感覚に意識を向ける余裕がありません。その結果、頭だけで考え、行動することが多くなり、まるで地に足がついていないような感覚に陥りがちです。

そんな時、足先から大地にエネルギーを流すようにイメージしてみると、瞬時にグラウンディングができます。グラウンディングをすると、大地との間でエネルギーが循環し、土地のパワーに癒やされ、エネルギーが充電されることが実感できます。

大地に根を張るイメージで、自分と地球との繋がりを意識してみてください。きっと心身が力強い土地のエネルギーに心地よく満たされ、癒やされることと思います。

そうやって土地との関係性を深めていけば、やがて私たちのパワーで土地を癒やすことに繋がっていくのではないかと思います。

グラウンディングとは、大地や自然に直接触れてそのエネルギーを感じ、どっしりと地に足をつけて身体を安定させ、心身のバランスを取ることです。

私たちの身体には、チャクラを通じて目に見えないエネルギーが出入りしていますが、このバランスが乱れがち。特に現代社会で、オフィスや学校と家との往復だけで忙しく、追われるような日々を送っていたらダメージが大きいはずです。

本来の私たちは、この地球上での生の営みの一部。地球で生まれ、地球環境に抱かれながら生きています。

でも、残念ながらそんなことを日常忘れていることがほとんどですよね。

だからこそ、時々でも、思い出してほしいなと思うのです。

人は生活のために お金を稼ぐとか、どんな行動を取れば得なのかとか、そんな視点でものごとを考えがちです。それが間違っているというわけではありませんが、その前にこの地球上でこそ自分の人生がある。それを忘れないことは、とても重要だと思います。

地球と繋がるイメージで、足の裏から大地を感じましょう。

裸足で土の上に立つことができれば一番いいですが、必ずしもそうでなくても構いません。靴を履いたままでも、たとえ足元がアスファルトに覆われていても、あるいはビルの中の床でもいいのです。

ただ、しっかりと足の裏を地につけて、頭にある意識を下に降ろし「今この瞬間、自分は地球と繋がっている」と感じてください。いつも雑事で追われてばかりの自分の身体が、「今、この地球上にある」と確かめてみましょう。そして「自分の身体と魂がひとつに調和している」大きな安らぎの感覚を思い出してみましょう。

足裏で繋がるだけでなく、素手で土いじりをしたり植物に触れたり、冷たい川のせせらぎを感じてみたりするのもいいですね。自然の中に踏み込まなくても、風や木々のゆらめき、空の広がりと共に自然の一部であることを感じてみるのもいいですね。イメージだけでもグラウンディングになります。

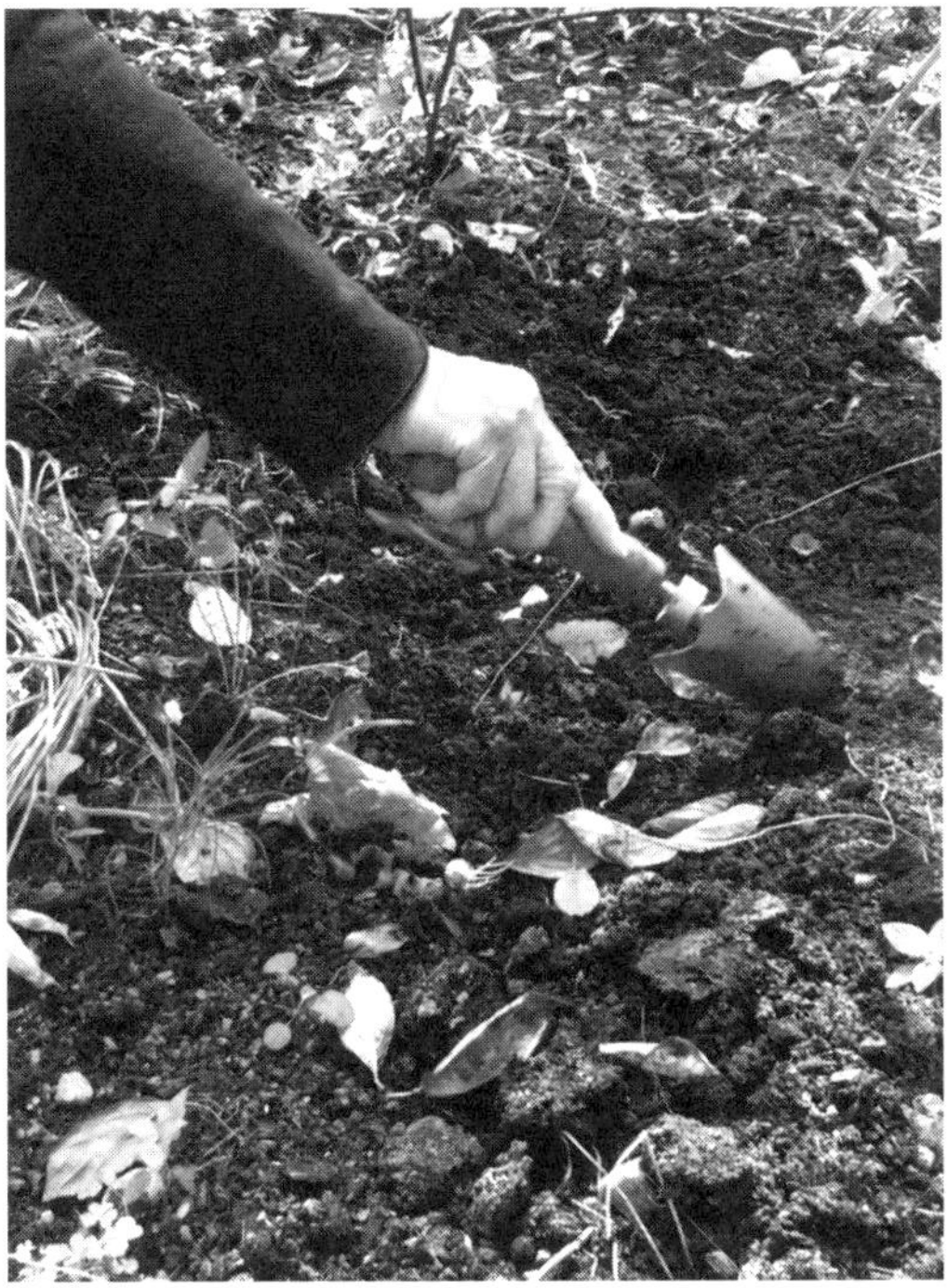

身体を動かすよりも、まずは頭で考えることが優先される世の中なので、私たちのエネルギーはどうしても頭のほうへと上がっていきやすいです。それを、足裏を通して土に放出するように、グラウンディングで調整するとスッキリします。

そしてグラウンディングが日常化して、常に地球と繋がる意識を保てるようになると、お腹（丹田）に力が入り、メンタルにも変化が訪れるはずです。

古代ハワイでは、航海をしていて方向がわからなくなった時にお腹に聞くと、方向の感覚が湧いてきたのだそうです。ハワイへロミロミマッサージを学びに行った時に、迷った時には頭やハートに聞くのではなく、「腹に聞く」のだと教えてもらいました。腹は魂にも繋がっているピュアな部分。それからというもの、私は迷った時にグラウンディングして腹に聞くようになり、より自分らしい選択ができるようになりました。

腹はシンプルに「Ｙｅｓ」か「Ｎｏ」で答えを返してくれます。頭で迷っていても腹は「Ｙｅｓ」だと力が入り、「Ｎｏ」だと力が入りません。迷った時は、ぜひ試してみてください。

魂の乗り物である身体には意思があります。

身体の声に耳を澄まし、身体の好きにさせてあげることができると、身体の中であなたの魂が快適に過ごすことができるようになります。その結果、本当の意味であなたの魂は身体に根を下ろすことができ、グラウンディングすることに繋がります。

Ｃｈａｐｔｅｒ２でもお話ししましたが、私たちの身体は愛そのものです。愛でできている身体を讃える感覚も、ぜひ大切にしていただきたいと思います。

小さなコミュニティを作る

以前、NHKのBSでベトナム人の禅僧ティク・ナット・ハン（1926〜2022）の特集を見て、私がやりたいのはこれだと確信したことがあります。
彼は人々の心を平和へと導くメッセージを世界中に伝道していた人権運動家です。その番組の内容は「自分自身を見失わずに生きること」がテーマでした。特集の締めくくりの部分でティク・ナット・ハンが人々に話した言葉をここで紹介します。

知識を伝えるだけではなく、地球を守る、人間性に溢れた人を育てることが大切です。

「慈悲」は怒りの解毒剤です。
本当の幸せを知る人々の手で、小さなコミュニティを築きましょう。
本当の幸せを知る先生が、世界を変えていきます。
自分が幸せでなくて、仲間や家族と上手くやっていくことができなければ、人々の

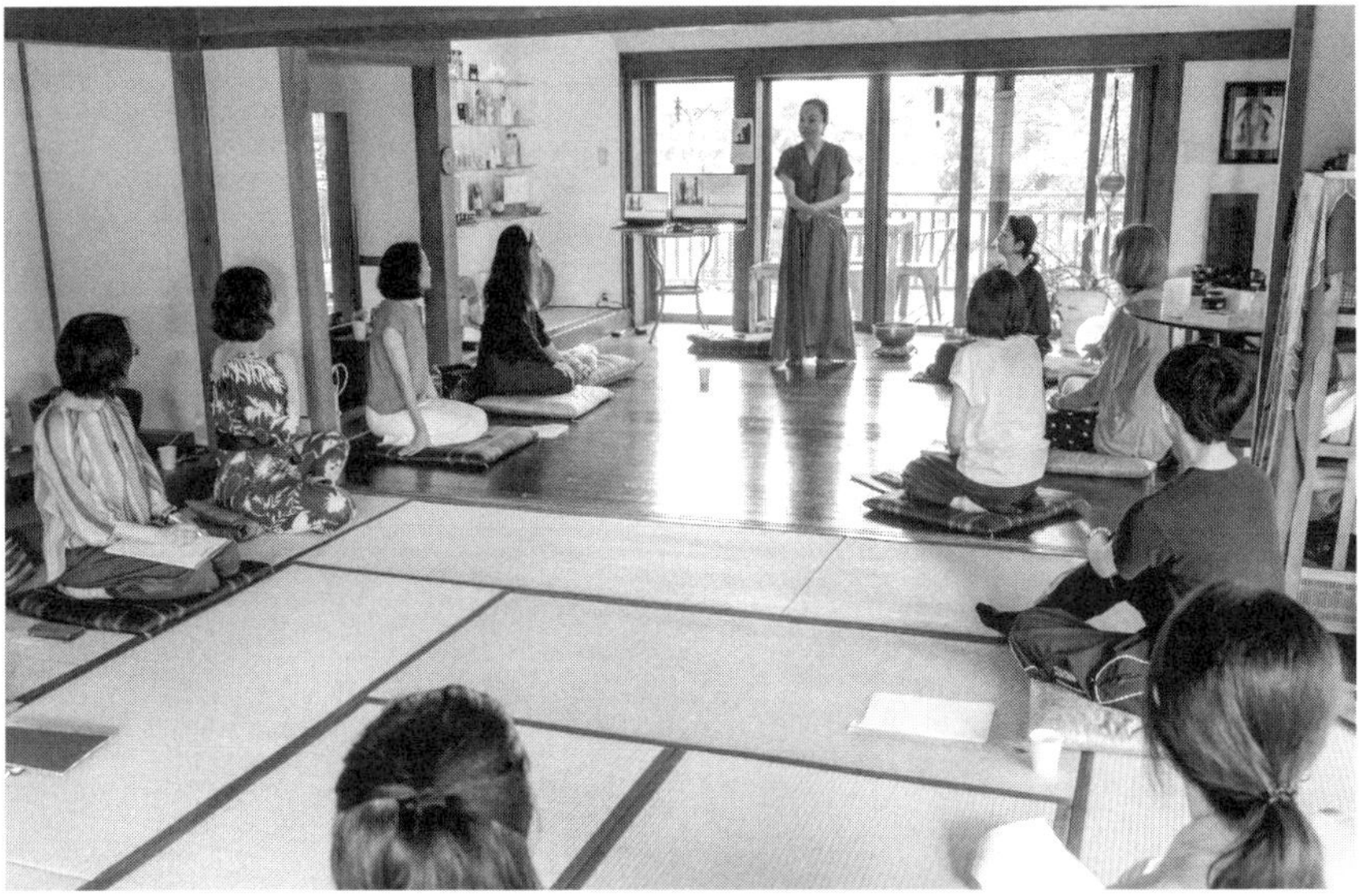

苦しみを真の意味で和らげることができるでしょうか？
サンガ（慈悲による共同体）作りはこれからの時代必須です。
一人ひとりがサンガを作ってください。

私はその時、HALE PLUMERIAを、単にヒーリングサロンとしてだけではなく、「訪れてくれた人々や私の家族や仲間達がハッピーになる場所を、そして〃コミュニティ〃を築きたい」という思いを原動力にして、自分が動いているのだと気づきました。

まさに私が人生を賭けてやりたいことは、このティク・ナット・ハンのサンガ作りです。

これは、先祖のサポートや導き、自分

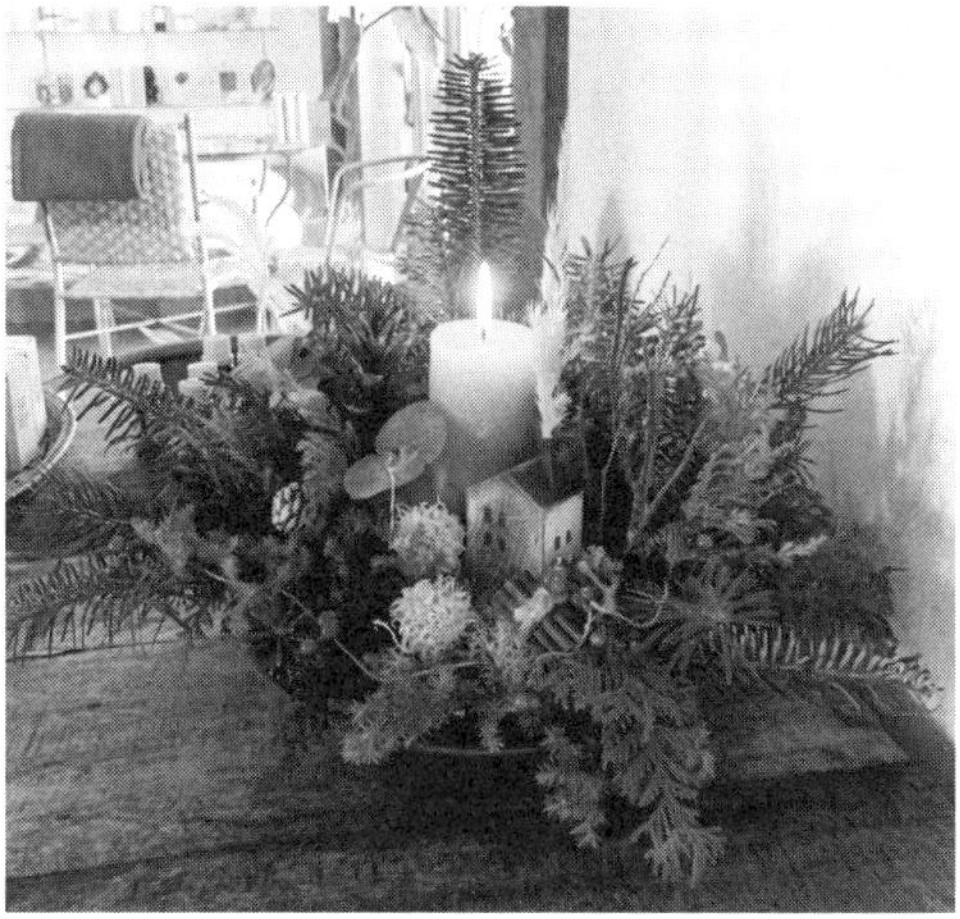

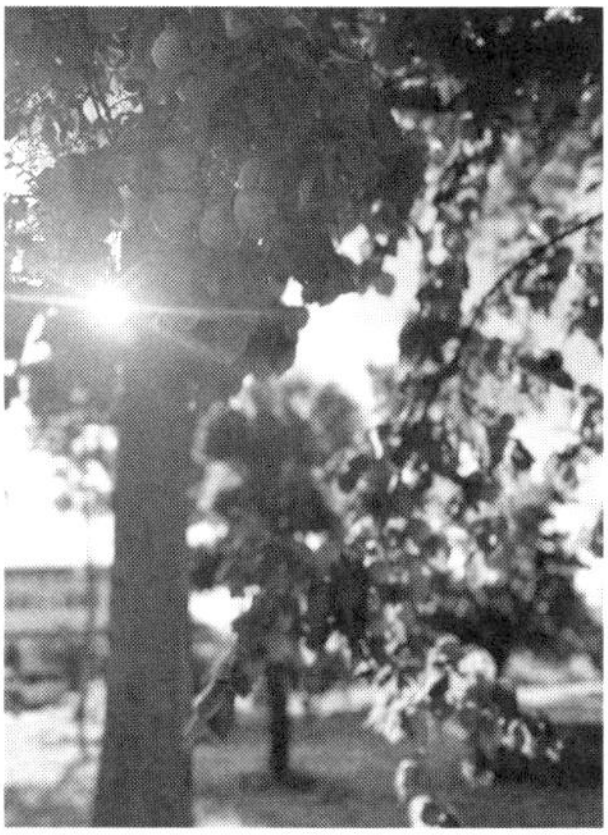

のルーツから導かれている道のようにも感じています。

今日本中で、コミュニティが立ち上がっていますが、一方でその難しさも同時に感じています。

共依存に陥ることなく、心地よい距離感で誰もが安心安全な感覚で所属できるような場所。一人ひとりが自立していて、リーダーシップを発揮し、コミュニティの柱となることができるような、個人と他者との繋がりにおいてバランスの取れた場所であるといいのではないかなと思っています。ハワイ語の「オハナ（家族）」のような温かな繋がりを大切にするコミュニティ作りが私の憧れです。

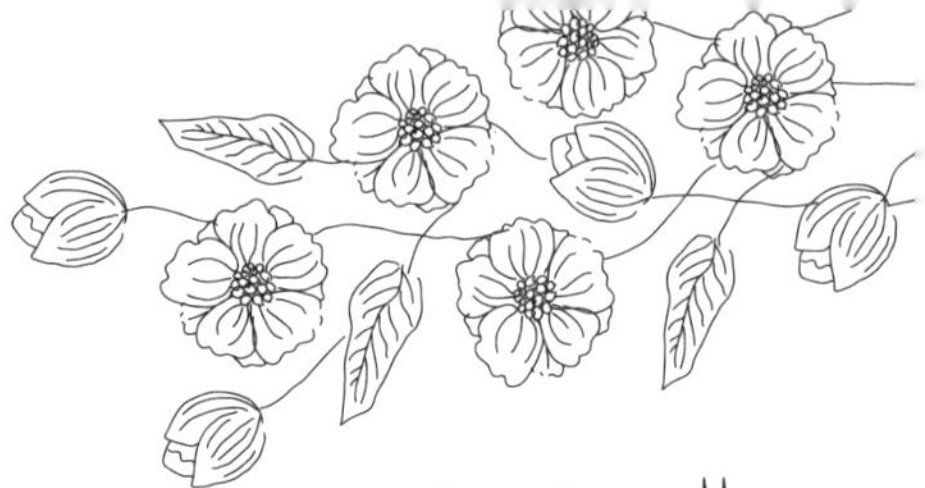

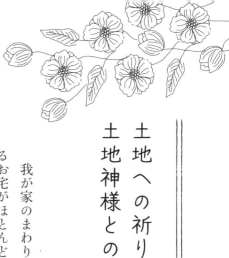

土地への祈り
土地神様との調和の大切さ

我が家のまわりは、りんごやぶどうなどの果樹園が広がり、何かしら農業をされているお宅がほとんどです。うちでも、自家用や周囲にお配りできる程度ですが、庭の果樹や畑から大地の実りを収穫しています。

そんな環境だからこそわかるのですが、土地から美味しくてありがたい実りをいただくためにも、土地と繋がり、仲良くなることが大切なことだと思います。

こんな環境から逃げたいと思っていた若い日の私は、そんなことにまったく気づいていませんでした。でも、ずっと変わらずに敷地内を手入れして植物にも愛情をかけてきた両親の姿を、今はとても美しいと思っています。両親のおかげで、土地や植物と仲良くすることの大切さを学びました。

だから私自身も、土地に対しては、いつも土地神様がいらっしゃることに尊敬の気持ちを抱いています。

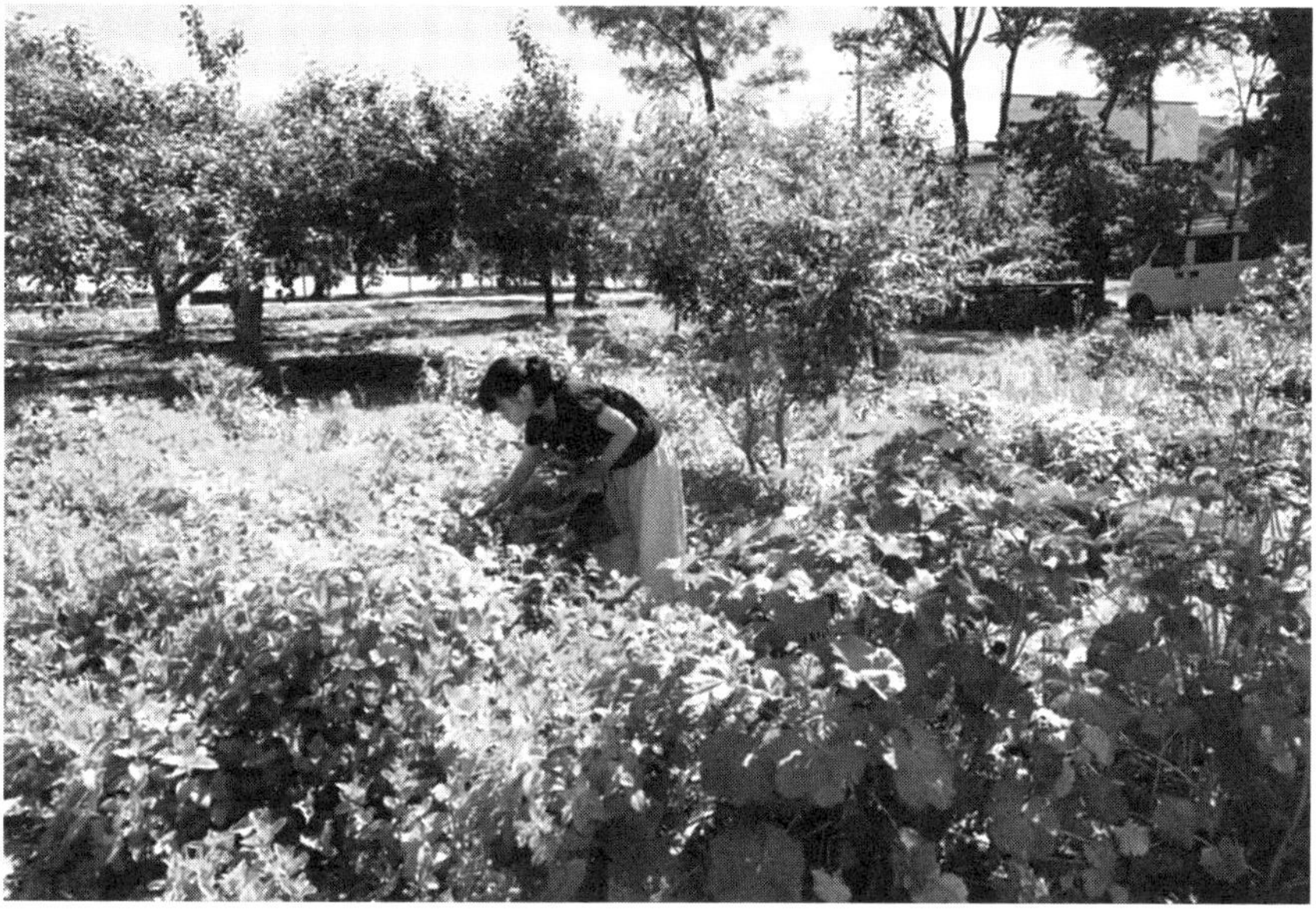

庭仕事をする時、こんなことを思います。

うちの庭も、大きな地球の小さな一部。

地球には戦争や災害が起きていたり、自然環境が厳しかったり、傷ついているところもたくさんある。

だからこそ、この小さな場所だけでもせめて、地球にとって快適な土地であってほしい。地球さんありがとう。

そんな祈りと感謝を込めて土地と会話しながら、土に触れるようにしています。

もともとHALE PLUMERIAをオープンさせてから、ここをパラダイスのようにしたいと考えていたので、〝人に感動を与えるエネルギーの高い場とサロン環境〟について学んできました。

そしてサロンのパワースポット化を目論む私は「炭素埋設」を2021年4月に実行しました。

敷地に4カ所の大きな穴を掘り、「もみ殻燻炭」を埋め込みました。炭素埋設のおかげで、土地のエネルギーの周波数が徐々に上がっているように感じます。

ここに住まう私たち人間の暮らし方が大きく変わったことは、土地とともに私たちの周波数が変化したことを表す現象のひとつかもしれません。

Chapter2でもお伝えしましたが、家業のプラスチック成型加工の会社を手放して、夫婦でヒーリングサロンを運営するようになり、両親はりんごの仕事をしながらゆったりと老後を過ごしています。

今までの価値観に固執せず、新しい時代に合った生き方にシフトできたことは、土地神様のサポートのお陰だと感じています。

各地の先住民族に心惹かれるのは

人を癒やす仕事をしていると、現代社会の厳しさや生きづらさを否応なく感じる機会が多くあります。

疲れの原因の多くは、「シンプルに、本質の自分で生きることができない」ということに集約されるような気がします。本質の自分で生きるとは、他人の期待や評価、さらには過去のトラウマに縛られることなく、自分が心から喜びを感じ、充足感に満たされることを基準に行動する在り方です。

今の日本は、「生きるため」と意識しなくても生きることができ、趣味や嗜好に気持ちを向ける余裕もできましたが、代わりに人間関係や自分の役割、義務、権利などで頭を悩ませることが増えました。

さらにＩＴ化が進み、世界は狭くなりました。地球の裏側の人ともすぐに連絡が取れ、人間関係を築くことも一緒に仕事をすることもできます。

でも、その分だけ環境は複雑化し、それに翻弄されてしまう人が増えています。

こんな時代だからなのか、私自身は、日々古代への憧れの気持ちを強くしています。古代人は私たちが失くしてしまった自然との調和や霊的な叡智に溢れ、尊敬すべき文化を築いていていました。

古代人に対する興味関心が旺盛な私ですから、現代においても古代からの伝統を守っている世界各地の先住民にも強く心惹かれます。自分たちのルーツに誇りを持ち、変わることのない思想や儀式を大切にしている彼らの姿は、現代社会を生きる私たちに、生き方のヒントを与えてくれているのではないでしょうか。

どの先住民も共通して、

地球を大切にしなくてはならない
調和こそ重要
足るを知る

といった理念を持っています。私は、そこにこそ、現代人の悩みや気づきのヒントが詰まっていると思うのです。

古代人や先住民への興味は、尽きることがありません。私自身、そして家族やお客さまの心身の平穏や健康のためにも、取り入れられることは日常的に取り入れていきたいです。

東京の国際フォーラムで、「世界長老会議」という世界各地の長老たちが集うシンポジウムが開かれたことがあるのですが、その時にマヤ民族長老評議会のエリザベス・アラウホ女史が、新たな女性性の時代について次のように言及しました。


心のなかに空間を持つこと。

空間があれば、光が生まれ、クリエイションに繋がる。


「種」を護ること。（※種とは、植物だけでなく、人間、動物、叡知、すべてにあるもの）

中南米はスペインに侵略され、土地や文化を失った。

女性たちは男性の所有物となった。キリスト教の十戒をすべて無視する行為であった。

マヤは、その侵略によって土地や文化を敬う古代からの教えを失ってしまった。

欲、お金、人よりも豊かに、競争的な価値観が中心となり、人々の心が分離されてしまった。

侵略以前は、自然と共存する生き方をしていた。

それをいま取り戻す必要がある。どうすればそれができるか。

ライアーを奏でる人がいる。音で浄化された空気で、心も浄化される。

お香やろうそくで、香り、火の要素を取り入れることができる。

その結果、心に空間（余裕、平和）ができる。

種とは、マヤにとって先祖たちが残してくれたすべての象徴。

Semilia cosmica 種はいのちの始まり。

両手の指は、宇宙のパワーと繋がっている。両足の指は、大地のパワーと繋がっている。

自然に対し人類が敵対的、無視するから、自然側も人類に敵対的、無視しているように感じる。

いまの自然災害をみて、そのように思いませんか？


マヤの2万6000年という長期周期に、5200年という5つの周期がある。

5200年周期のひとつが2012年末で終わった。

その時に世界が終わると騒がれたが、どれだけ私たちが、世界が終わるわけではなくひとつの周期が終わるだけだと伝えても、聞く耳を持たれなかった。

ただしそこでは、あらたな次元へのシフトがおきていた。

女性性の時代へのシフト。（※どちらの性別でも、男性性、女性性をあわせ持っている。強さの問題）

周期の節目の密な時期。密ゆえに、恐怖や不安も高まる。

新たな時代の誕生は、痛みを伴う。

出産も、暗い産道を通って痛みを伴う。痛みを伴わない誕生はない。

タイムオブヒーリング。癒やしの時代。

男性の中にある女性性も押さえ込まれていた（強くなければならない、感情を見せてはいけない、勝たなければいけない）。

男性のなかの女性性も解放される時にきている（※男らしさやプライドなどに執着すれば、男性は女性性の解放はできない）。


女性の時代、というのは、男性よりも女性が優位にたつということではなく、ともに歩き、女性も男性も女性性を高め調和する時代ということ。

統治も、パワーではなく、ハート、調和のエネルギーで。

スピリチュアルのみではダメ。調和ではない。

物質的な考え方のみでももちろんダメ。

地に足をつけ、物質世界と精神世界を融合させるイメージ。

スピリチュアルを特別視しない。日常にある当たり前のこと。

気持ちいい〜♪

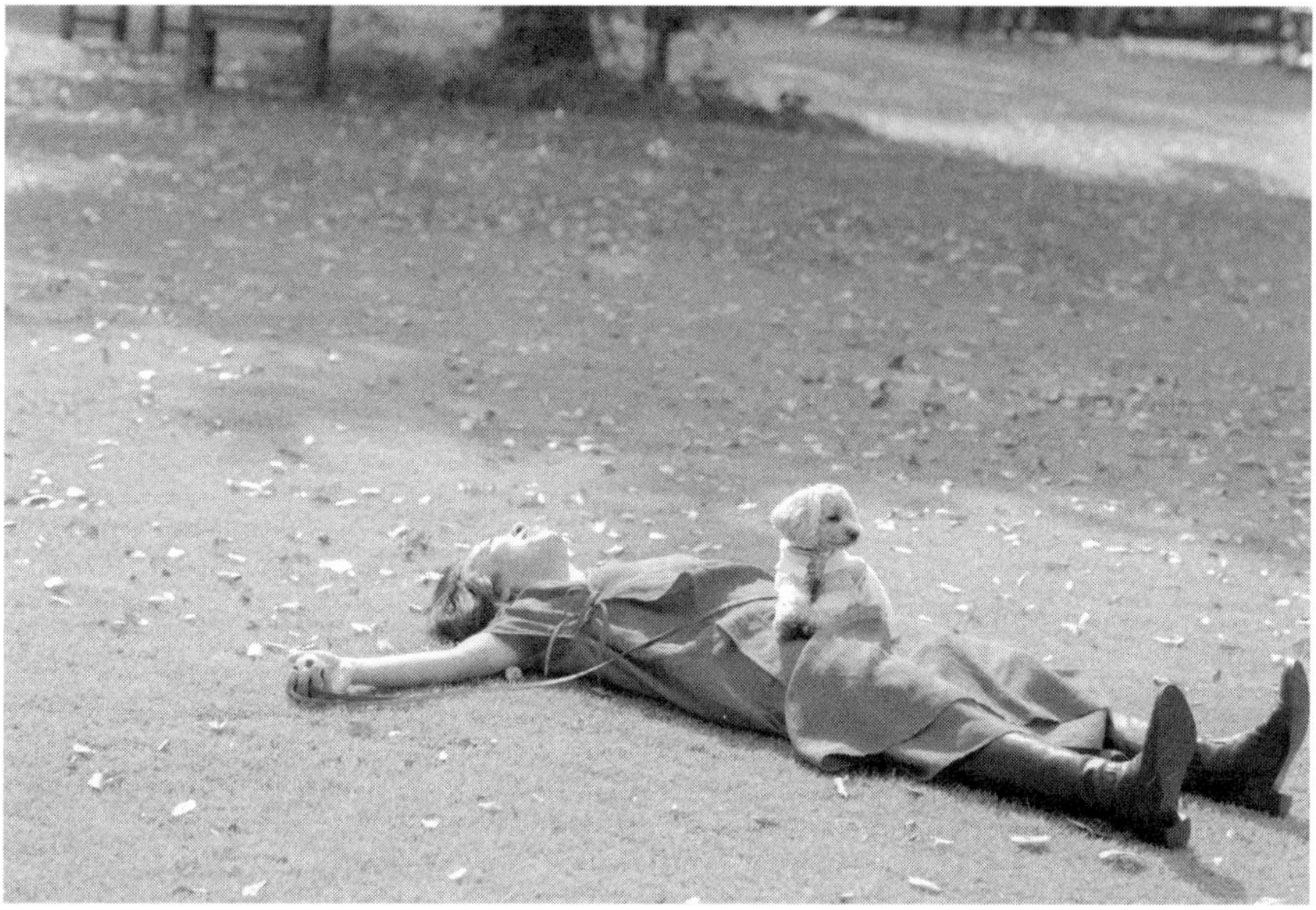

女性はこれから、専門分野を深めていく。そのちからを得られる。

それに目覚めた（そこに導かれ動き始めた）女性が近くにいるなら、男性はそれに寄り添い、サポートしてあげるようにしてください（そうすることにより、その男性の女性性もさらに高まる）。

私はこのメッセージに深く共感しました。

地に足をつけ、物質世界と精神世界を融合させるイメージで、男性とも手を取り合って女性性の時代へとシフトしていきたいものですね。

新たな女性性の時代へのシフトが始まっている

現代社会の女性達は、男性と同じようにサバイバルして人生を切り拓くこと、男性と互角に仕事をして責任を果たし、バイタリティを浪費する生き方を選ぶ傾向が続いていました。

ここ数十年、身体的には女性でも、自分の中にある男性性に磨きをかけ、女性性を軽視して活躍を望む人が多かったのではないでしょうか。

しかしここ数年で多くの女性達が、女性としての性質に忠実に、素直に生きたいのに、現実との乖離があるという葛藤を内側に抱えつつ我慢していたことに気づき始めた人が増えてきたように思います。気づいた人はみな、新しい生き方を模索しています。

私自身もその一人でした。

私は、２０１８年にＡＦＰ（アート・オブ・フェミニン・プレゼンス）という女性性開花プログラムに興味を持ち、ＡＦＰ認定ティーチャートレーニングを受けてサロンで定期的にワークショップを開催しながら、自分自身の女性性の意識とも向き合い、探求してきました。

みなさんにお伝えするお役目をいただいたのだと実感できるような、気づきをいただいたからです。

初めてＡＦＰマスタートレーナーであるアムリタ映蓮さんにお会いした時、「この急速に進む時代に、傷を癒やしている時間的余裕はない。今は傷を活かす時代だと思う」とお話ししてくださいました。その言葉が私の心に深く響き、ＡＦＰへの興味が芽生えました。アムリタは、欠点や短所だと思っていることを正そう、治そうとするのではなく、そこを長所として活かすことが大切であり、抵抗が大きいことほど、そこに宝物が眠っているのだと教えてくれました。

それから、自分の女性性意識の探求をするうちに、実際にその通りだと確信し、かつては女性性が欠如していると思っていた私の中に、想像以上に豊かな女性性が眠っていたことに気づきました。

アムリタは、いつも心に深く残る名言を伝えてくれます。

「人生は発酵と熟成」

「私が私の歴史を作っている。そして、今が最先端の私」

「讃えることは感謝する以上に、自分にも人にも、生きるパワー＝生命力を引き出す」……。

どの言葉も私の心に深く刻まれています。

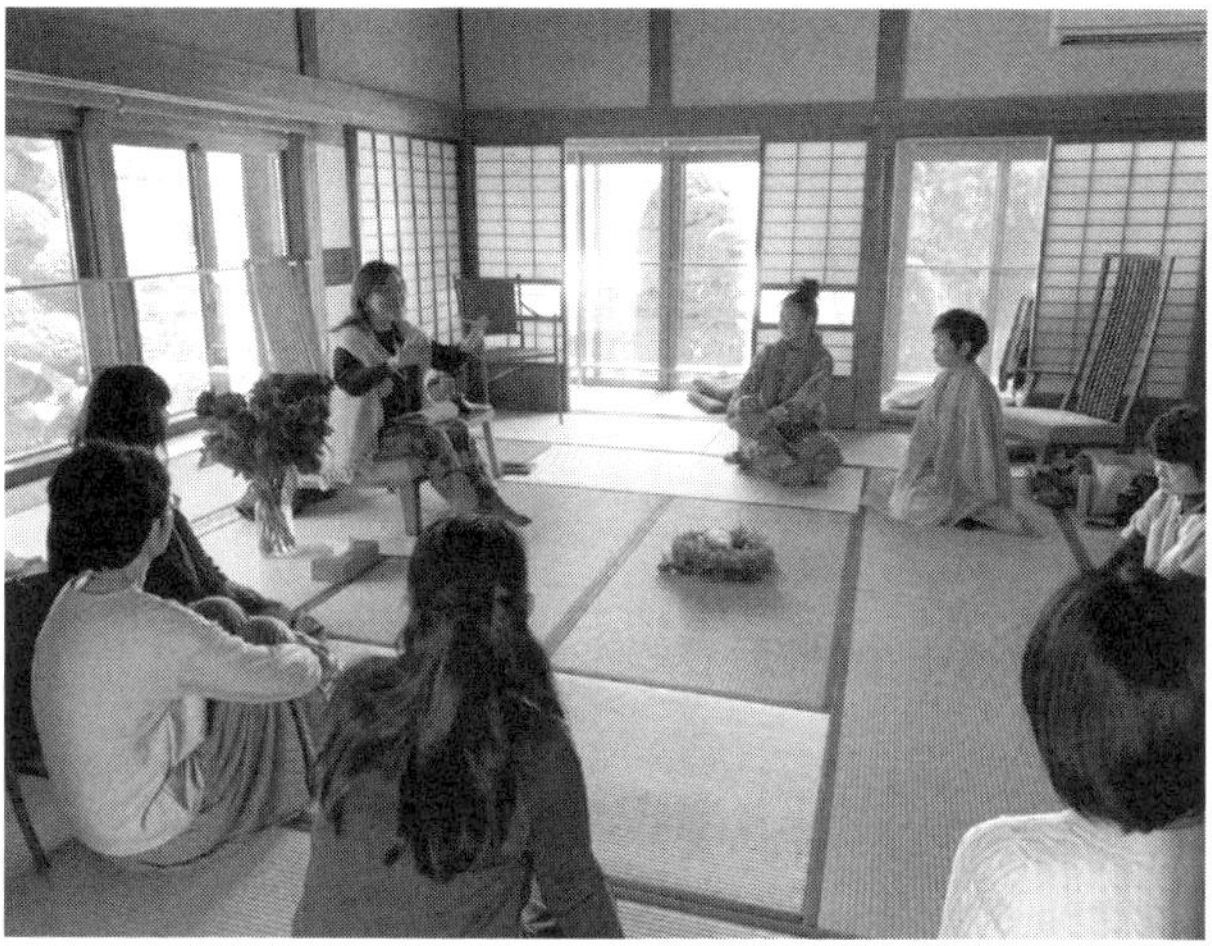

ＡＦＰを通して自分自身と向き合うと、見たくない自分の影の部分と向き合う場面が出てきたり、抵抗や恐れが出てきたりします。でもそんな弱い部分を否定せず、受け入れて許し、その恐れやトラウマを小脇に抱えたまま、勇気を出して前に向かって歩いていくことで本来の自分を取り戻していきます。

ワクワクを選んで、自分自身が美しいと感じる在り方で、内側に寛いでシンプルに生きることができると、大きな命の源に愛の眼差しで見守られ、導かれていることもまた、同時に知ることができます。

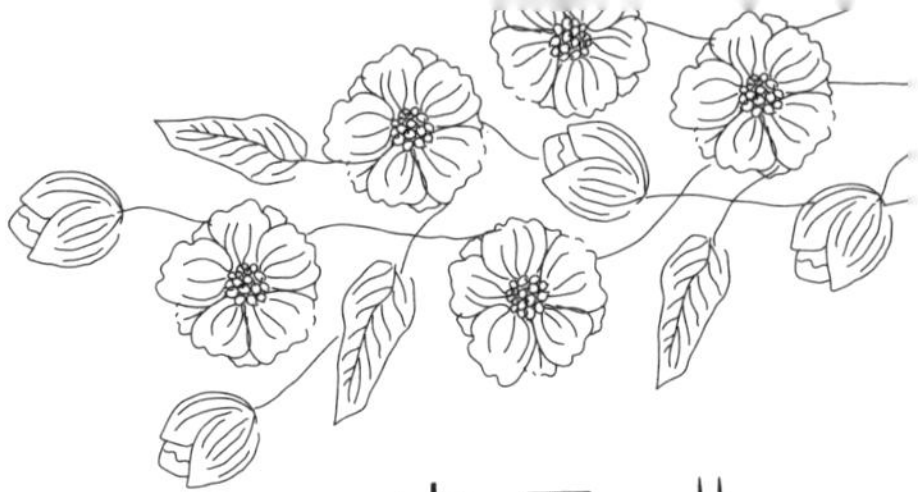

万物を癒やし、地球を癒やす古代の叡智と繋がる女性

地球で生きている私たちみんなが、地球とも関わり合いながら、影響を与え合う関係にあります。だから、一人ひとりが心を整えてまわりと調和する生き方をしようと努力することで、世の中はプラスの方向に動いていきます。

個人の力はほんの少しでも、それが積み重なれば大きなエネルギーとなります。

そして私たちが、傷ついたこの地球上のすべてを慈しみ、少しでも癒やそうとする気持ちが大切なのです。

自分ひとりの力は確かに小さいかもしれません。でも、この地球を、万物を愛し、大切に思うことで、きっと何かが変わるはず。

女性は、一日の中でいくつもの役割をこなします。

女性達は、周囲の人達に滋養を与えたり、面倒をみたり、健康に導く知恵と力を内包しています。

古代から、植物を採取して人々を治療するセラピストやヒーラーは女性達でした。

かつて、そのような知恵と力を持った女性達は権力者から恐れられ、迫害を受けた歴史があります。〝魔女狩り〟をご存じの方も多いと思います。

しかし、そのような女性の性質をリスペクトしていた真に賢い男性達もいます。

女性に偏見を持たず、知恵袋として大切にしたり、女性の直観力を頼りに、成長繁栄したり、女性を見守りサポートする頼もしい男性が近くにいたら、女性は幸せですよね。

女性の守護神でもある月の女神アルテミスは、女性の性質そのものです。

アルテミスは湖、川、泉、大地を清め、潤し、癒やしをもたらす女神です。女神に逆らう者、モラルを犯す者を罰する一方、樹木やあらゆる植物と人間を繋げ、五穀豊穣、子孫繁栄を司る神でもあります。

古代から月は女性性、太陽は男性性のシンボルです。

女性の月経が、月の満ち欠けと同じように周期を持っていること、妊娠した女性の身体の変化が、月が満ちていくかのような様相で、神秘的であることからも、月は女性性のシンボルと考えられたのでしょう。

月経だけを見ても、女性の身体ってとても神秘的ですよね。

規則的にやって来る月経を不愉快に思いがちですが、女性にとって、この月経の周期はとても大切なのです。

月経血が体外に排出されるとともに、古いエネルギーも排出されます。これによって心身ともに浄化され、新たな周期が始まるのです。

たとえ閉経を迎えたとしても、そんな身体を持っている女性は、女性としての性質に素直に生きるだけで、自分自身や周囲の人達に滋養を与え、癒やし、育む力が自分の中にあることを発見し、日々アップデートするのです。

私は2022年、50歳の時に子宮内膜症による卵巣嚢腫の手術をしました。

毎回生理が来るたびに嚢腫が少しずつ大きくなって、いつの間にか巨大なチョコレート嚢腫になっていたのです。

病気というのは、魂から生き方の変化を促すメッセージであり、特に注意を強く向けさせようとする時に表面化します。

そして、それは今世だけではなく、前世やご先祖様も関係しています。

子宮内膜症は昔、カトリック教会のシスター達に多い病気だったのだそうです。

私の場合、子宮内膜症に隠れている心理的な問題は「母親や関わる女性たち、女性のご先祖さまや前世から受け取った悲しみが溜まっている」と、ホリスティック・メディカル・ヒーリング講座で師事した、クリスティン・ペイジ先生に言われてドキッとしました。また私の場合は、幼少期に女性の在り方に対する難しさを強く感じてきたことや、本来外に出すべき血液が内側に戻ってきてしまうほどの大きなプレッシャーを身体にかけているということでした。そのプレッシャーとは、周囲の期待に応えなければならないというもの。

身体や細胞は、他の誰かから治療されるよりも、自分自身からの愛のコミュニケーションを必要としています。

私は手術を機会に、もう一度母親との関係性を見つめました。

そして、手術を行うにあたり「手術は必要なことであり、手術によって楽になりより良い状態がもたらされる」という未来のイメージをしました。

そのイメージは、心身ともに「溜まったデータを軽くして、ハワイの海で初めてイルカと群れて泳いだ時のような自由で解放された感覚」でした。そして、「まわりの期待に応えるために頑張って生きること」から「自分のために心地よく生きること」の道に進んでいくという私自身の魂の目的をしっかり自覚して手術にのぞみました。

その結果、術後の回復も順調で、新しいフェーズが始まったように感じました。

母親からのメッセージ

私たちは無意識だとしても、母親の存在からたくさんのことを学んでいます。

特に、幼少期の母親のイメージから、女性であることについてのメッセージを敏感に感じ、受け取ってきています。

みなさんは幼少期の母親のイメージを３つの形容詞でたとえるならどんな言葉を思い浮かべますか？


私の母は、従順で健気で、忍耐強く、とても穏やかな性格です。

直観力も鋭く癒やし系で、家族がみな母の存在に救われ、癒やされています。

子どもの頃、考え方が古風で、躾が厳しい祖父母と同居だったので、母はいつも穏やかに私のありのままを許してくれる、守護神のような存在でした。

私は、母のお腹にいた頃の記憶が少しだけ残っています。記憶の中の母は泣いているのです。

そして、男の子を望まれていたことも、少しだけ記憶に残っています。

そのせいか私は逆子で、なかなか生まれてこなかったそうです。

しかし、医師が帝王切開の準備を始めた途端、くるりと向きを変えて自力で生まれてきたという逸話があります。

子どもの頃は「男に生まれてくればよかった」としょっちゅう思っていました。

「子どもは母親の役に立つことを願って生まれてくる」と聞いたことがありますが、私も不思議なことに、胎児の頃からすでに「母の役に立ちたい！」という願いと意志があったように思います。


大らかで優しい母は、子育てや仕事を前向きに頑張っていましたが、旧家の嫁という立場でいつも萎縮して、本当の望みを表現せずに不満を心に溜めていました。幼い頃、愚痴をこぼす母の横顔をそっと見ていたことを今でも思い出します。

そんな母の姿を見て、私は女性や結婚に対してネガティブな観念を、心の中に作っていったのかもしれません。

私は「強くて自立していて、自由で魅力的な女性になる‼」と意気込んで上京し、セラピストという仕事を見つけました。

その後、２０００年にアロマテラピーサロンを長野に開業してから、どんどん私の中で男性性が育ち、気づいたら、外見は女性でありながら、内面は男性的な性質を強く持っている人間になっていました。

このエピソードは前述しましたが、ニュージーランドで「高子（お母さん）を許しなさい」というメッセージが突然やって来たことで、私の中に「女性性へのネガティブな観念」があることに気づいたのです。私は、母のことが大好きですが、それまでの母の生き方を肯定していたわけではなかったのです。

私の守護神である母に対して、潜在意識下で「お母さんみたいになりたくない」という抵抗する思いがあったなんて目から鱗でした。

そのことに気づき手放した途端、人生が急展開し結婚に至り、私も両親もガラッと変わりました。

夫と結婚してから、女性として大切にされる喜びを日々感じるようになり、自尊心が育まれました。

それでも、深く自分と向き合うと、女性としての歓びを素直に受け取ることへの抵抗や古い観念が残っていると感じることがあります。

冒頭にみなさんにも問いかけさせていただきましたが、私の幼少期の母親を表す形容詞は「可哀想」「弱い」「愛情深い」でした。

私は子宮内膜症の手術をするにあたり、もう一度母親との関係を見つめなおしてみた

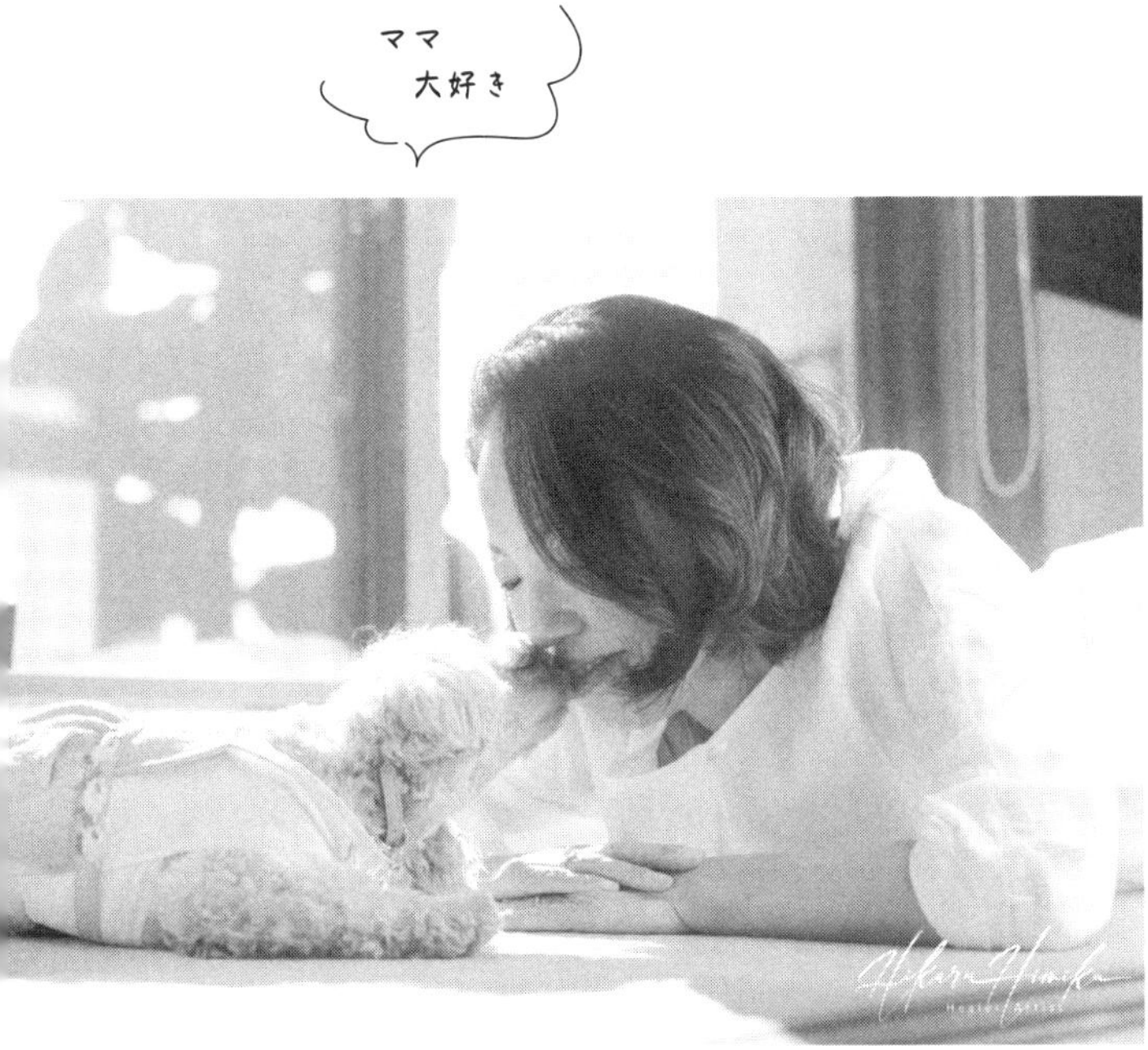

時に、この「可哀想」という観念が私を縛っていたことに気がつきました。

それは母に限ったことではなく、辛そうにしている女性たちや、夫にも向けられていた私の手放すべき観念でした。

どこかで「可哀想」「助けなきゃ」のスイッチが入ると、私はその人の人生のプロセスに埋もれてエネルギーが消耗することに気づかず、前のめりでエネルギーを大放出して突っ走る癖があったのです。

母は、「今人生で一番幸せ」と言います。私は古いイメージに囚われていたことや、「可哀想」と上から目線だったことに気がつきました。

お婿さんの夫に対しても、お嫁さんだった母親の印象と重ねてしまったり、跡取り娘として期待をかけられて苦しかった私のインナーチャイルドと重ねたりしていたことにも気がつきました。

夫を「可哀想」「助けなきゃ」と思って、執拗に世話を焼くなど、気負っていたのかもしれません。

今はその重い責任感を手放し、健全で豊かな繋がり、真のコミットメント、そして自分を大切に愛することを体現することで、みなさんに少しでも貢献できるセラピストでありたいと思っています。


みなさんも、問題が表面化しているのに、モヤモヤをないものとして消し去ろうとしたり、抑圧していたりしませんか？

表面的に楽しいことで紛らわして、隅っこに追いやったとしても、それは消え去るわけではなく、放置し続けると魂がさまざまな出来事を起こしたり、病気として表面化したりするかもしれません。

そのすべては、あなたの魂が、成長のために生き方の変化を促して起こしていることなのです。

ぜひ気がついた時に、深く内側を見つめてみることをお勧めします。

それは決して苦しいことではなく、成長するための大切なステップですから、おもしろがってチャレンジしてみてください。

私には、宇宙と繋がることでいつも必要な〝気づき〟をくれる長年の友人がいます。Ｃｈａｐｔｅｒ１でも登場したヒーラーの湯倉うめ代さんです。彼女が教えてくれたのですが、家が繁栄するためには、家の裏がとても重要な役割を担っているそうです。裏は鬼門であり、そこを守ってきたのは女性。

うめ代さんに導かれ、我が家の裏庭にエネルギーを流す儀式をしたことがあります。重要なのは、これまで裏を守ってきた女性である母にも参加してもらうこと。うめ代さんは母に、「これまでご苦労さまでした。でもこれからは、女性性が開花する時代が到来します。お母さまには今日、女性性が苦しい思いをしてきた時代を終わらせるお仕事をしていただきたい」と語りかけてくれました。

我が家に限らず、これまでの長い年月、女性たちは家のために忍耐と辛苦を強いられることが多かったことでしょう。うめ代さんに促され、母は古い時代を終わらせ、新しい時代をスタートさせるという宣言をしてくれました。

私は深い深い安堵に包まれ、この出来事をとても感動的なこととして心に刻みました。

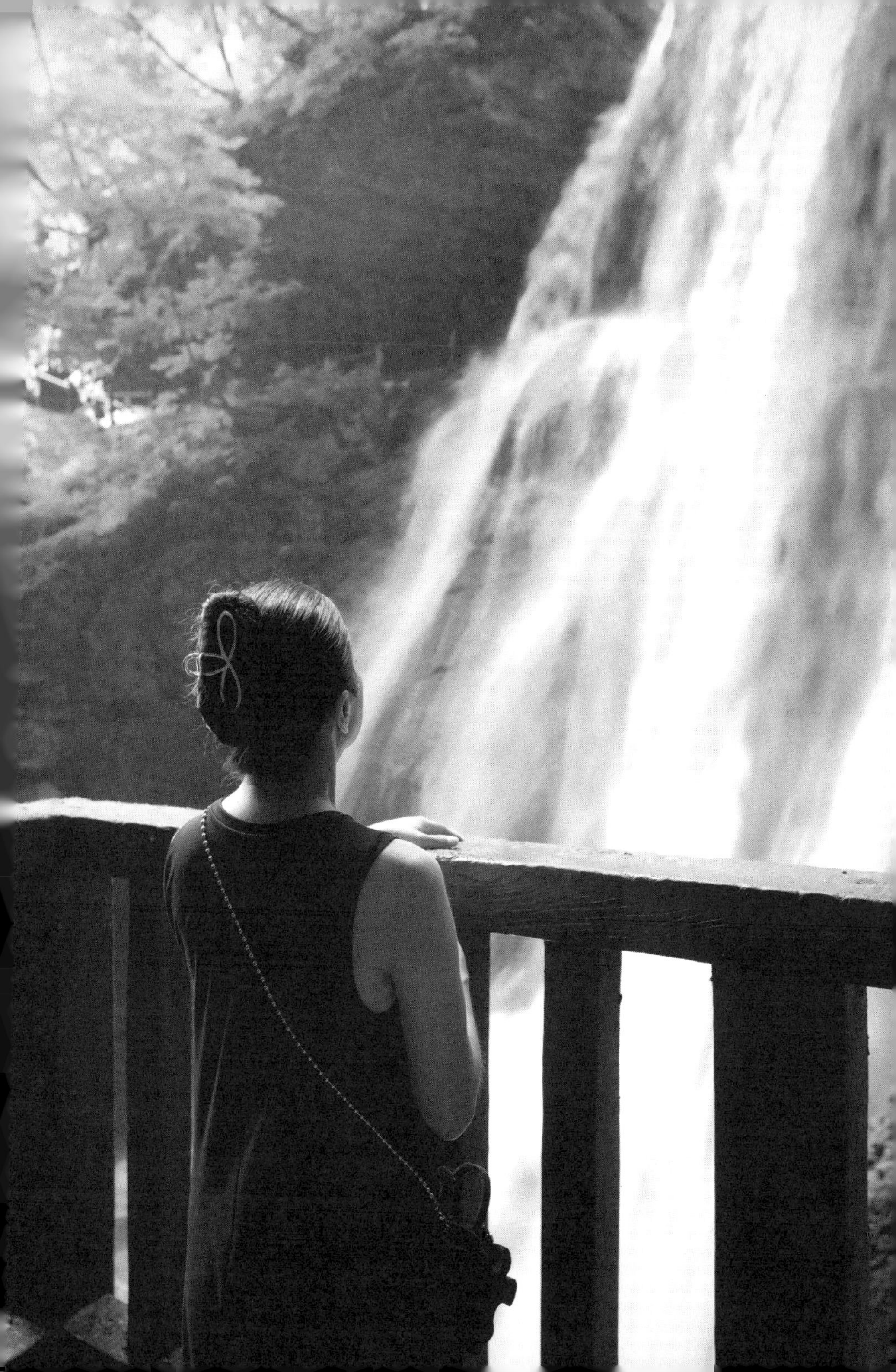

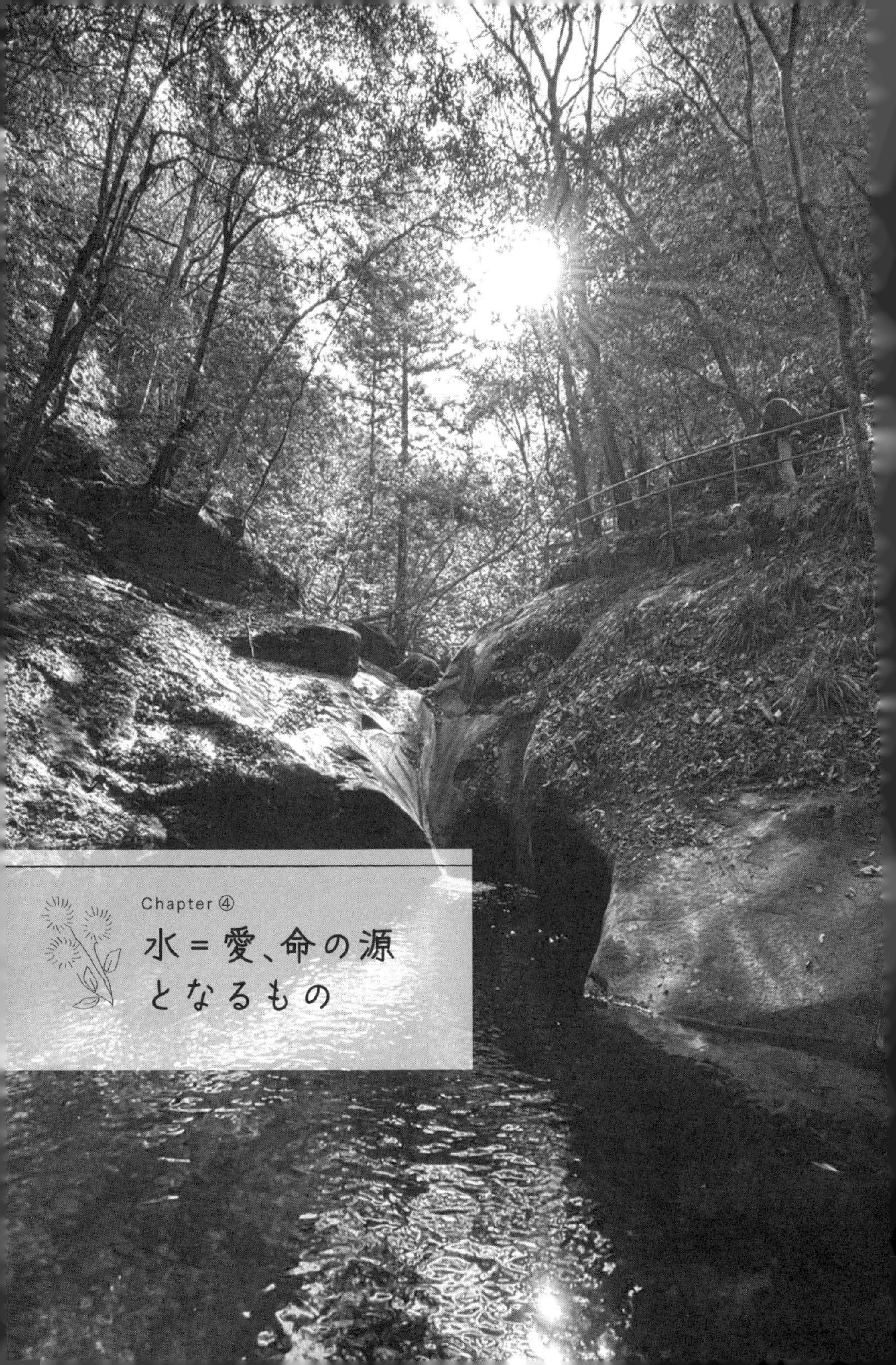

Chapter ④

水＝愛、命の源となるもの

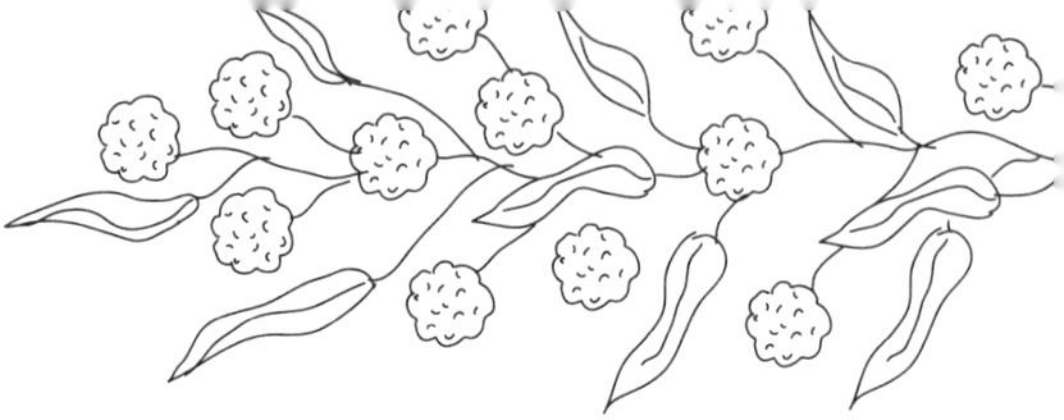

愛ってなんだろう
見返りを求めないのが真実の愛

見返りを求めない真実の愛といえば、私はいつも、初代愛犬のモモを思い出します。

モモとの出会いは、私にとって運命的でした。どんな出会いもそうかもしれませんが、ひとつ選択を変えていたら出会えなかったと思います。

私たち夫婦が実家に引っ越して、モモと一緒に暮らすようになってから3日後に、モモは脳梗塞を起こして後ろ足が麻痺し、頭部に痙攣が起きて、老犬介護生活が始まりました。

それから4カ月、16歳と5カ月で逝ってしまうまで、全身全霊で愛を捧げてくれたかけがえのない存在だったモモ。

最期まで立派に生きて、私にたくさんのことを教えてくれました。

犬が苦手だった私に、犬の一途さ、純粋さ、命の尊さ、犬だけではなく動物と人間とのコミュニケーションが可能だということ、老いや死への向き合い方、命の締めくくり方までありのままを見せてくれました。

私の悲しみや辛さが一番和らぐ方法を選んで、命いっぱい生き抜いてお空に還りましたが、肉体を離れた今でも、近くで見守ってくれていることを感じさせてくれます。


亡くなる直前に、アニマルカウンセリングセッションを受けたのですが、その時に受け取ったモモからのメッセージがまさに真実の愛に溢れていて、何年も経った今でも大切な宝物として私の胸に残っています。


「私は今、安心しています。ようやく家族がみんな揃いました。

これで私は役割を果たしたと安心しています。

家族４人が仲良く暮らす願いが叶いましたので、そろそろ終了しようと感じています。でも、ママと家族が大好きで大切なので、旅立つことはさみしくてたまりません。

ママが幸せになりますように、ママの悲しみがなくなりますようにと、いつも願ってきました。そして私はこれからも、それを願い続けます。

できることなら、ママと家族みんなが幸せに過ごしている光景を、もっと見ていたいです。それが私にとっての一番の幸せです」


私たち家族の幸せこそが自分の幸せだとメッセージを遺して旅立ったモモ。

身体が不自由になっても、最後まで生きたいと頑張ってくれたのも、私への無償の愛だったのだと思います。

一匹の犬の一生を通して、無条件の愛を知ることができたことを心から感謝しています。

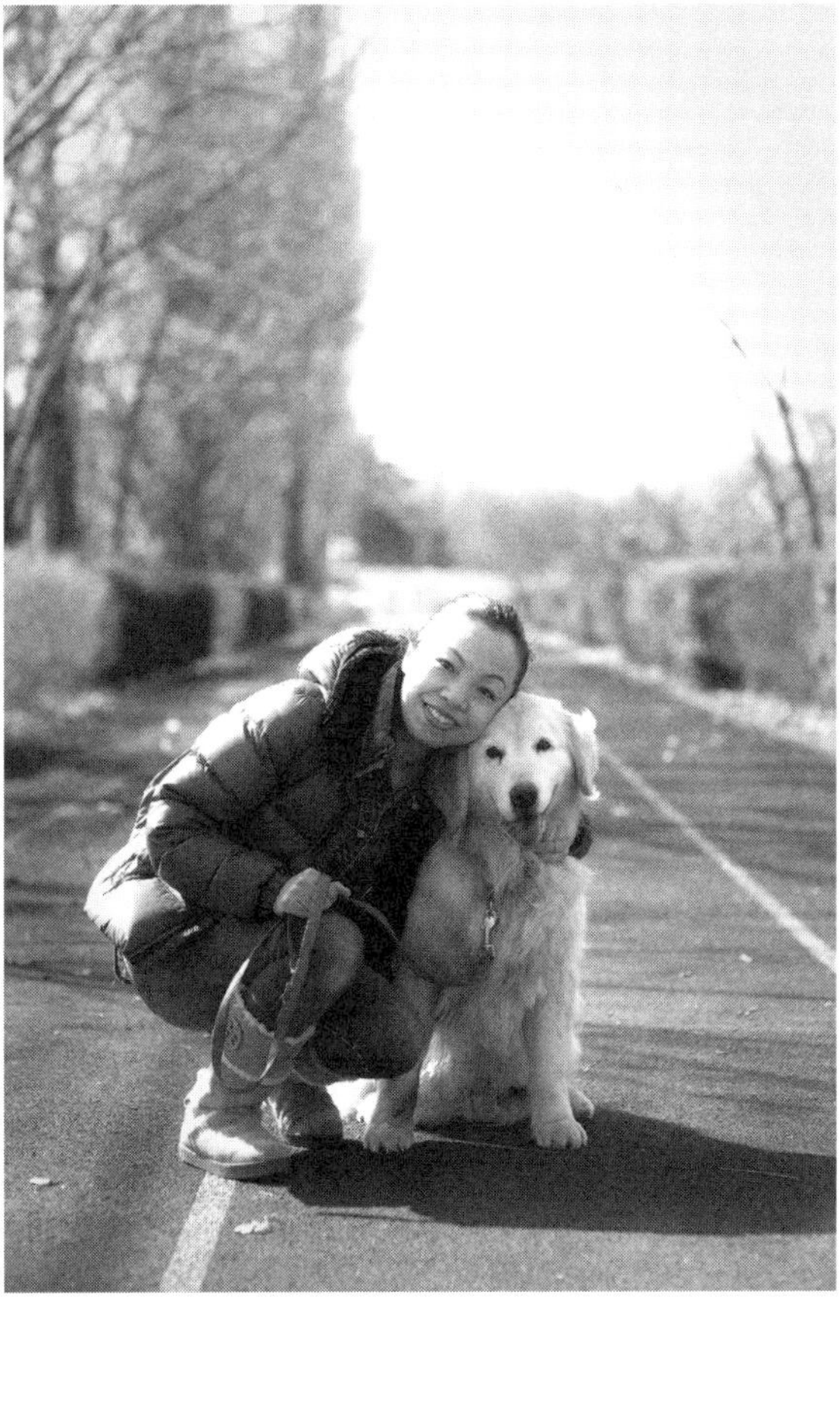

愛犬の死を覚悟できた瞬間

２０１４年、私は生家の離れにＨＡＬＥ ＰＬＵＭＥＲＩＡをオープンしました。新しいサロンでは、これまで接客などしたこともなかった愛犬のモモが看板犬となって大活躍！　かなり老いて衰えていたはずのモモがみるみる元気になって若返り、生きる喜びを見つけてくれたように思えました。

しかし、その4年後の16歳になった頃から体調が優れず、自宅で留守番をすることも多くなっていきました。

家族4人と1匹で暮らすようになってすぐに、モモは寝たきりになりました。トイレはどうしても外でしかしなかったので、夫と2人がかりで抱き上げて庭に連れていき、身体を支える係と痙攣した脚を地面に密着させる係に分かれて30分ほど庭をグルグル回りました。トイレのたびに、モモのエネルギー消耗が激しくて、もう長くは生きられないだろうと思いましたが、私は死を受け入れる覚悟ができませんでした。

モモは、分離障害になり、誰かが傍に居ないと遠吠えをするようになりました。介護している私も、いつモモが逝ってしまうかと思うと不安で、ほとんど寝ずに撫でたり擦ったりしてつきっきりになりました。２時間置きにタイマーをかけて、床ずれにならないように寝返りをさせていました。

ある夜、身体はクタクタだったものの、寝付けなかった私は、ローナ・バーン著「エンジェル・イン・マイ・ヘア」の中にあった「癒やしの天使の祈り」を声に出して読んでみることにしました。

「癒やしの天使の祈り」

癒やしの天使たちよ、溢れ出るがよい
天使の群れよ、私のもとへ　そして私が愛するモモのもとへ
そなたの光線を私に感じさせたまえ
癒やしの天使よ、私のもとへ
そなたの癒やしの手が放つ光
そなたの癒やしを始めてもらおう

神がお許しになったなら、いかなる手段であろうと

心細さをなだめるように、何度も何度も祈っている私を、モモはぼんやりとした眼差しで見守っていました。

その後、眠気がやってきたので、隣に敷いてあった布団でうたた寝をしたその時、私は不思議な夢を見ました。

大きな光のエネルギー体が私に向かって流れてきて、身体に圧力がかかり「あ～金縛りになるのかしら」と思ったら、すごく心地よい圧だけですぐに解放されました。

すると「モモがあなたの中に入ったからもう大丈夫」という声が聞こえて、モモが元気に線路を歩く姿が見えました。


そこで目が覚めた私は、「モモが死んでしまったのではないか」と飛び起きてモモに目をやると、モモは眠れずにじっと耐えていました。

私はモモに膝枕をして頭を撫でながら泣きました。

「ああ……モモは天国にそろそろ行くんだな……」と思いました。

「モモ、肉体を離れたら、ためらわずに天使について行くんだよ……私はしばらく寂しくて悲しくて泣いてばかりいるかもしれないけど、私を心配してずっとここにいなくて

いいからね。モモは素晴らしい犬だから、天使について行って、広く高いところに行くんだよ……」と語りかけました。

「エンジェル・イン・マイ・ヘア」の背表紙に「天使はいつもあなたに触れて、自分たちの存在を気づかせようとしています。人生には、目に見える以上の意味がある。そのことを知ってほしいと願っているのです」と書かれていました。

そのことを体感するモモの介護生活。きっと天使とモモからのプレゼントだったのかもしれません。

その体験で、私はモモにいつ死が訪れるかわからないけれど、その日が来るまでいっぱい愛したいと思いました。

「モモがあなたの中に入ったからもう大丈夫！」というメッセージはモモと私はいつも繋がっている、2人の絆は永遠だということを私に気づかせるためだったのかもしれません。

愛を広げていく
「命いっぱい生きてキラキラ星になったモモ」

２０１８年9月9日にモモはお空に還りました。私は精一杯介護ができたので悔いはありませんでしたし、モモを逝かせたくはなかったけれど、死を受け入れて、逝かせてあげなければいけないことも覚悟ができていました。

モモが亡くなった日は、９・９が重なる縁起の良い「重陽の節句（菊の節句）」。モモはそんな日に天に召され、しかも日曜日だったので家族の愛に包まれながら、私の膝に頭を乗せて、息を引き取りました。モモが息を引き取る時、私の一粒の涙がモモの瞳の中に落ちて、私の心がモモに伝わったと思います。そして私たちの思いが溶けてひとつになったように感じました。

神様が天寿を全うし、使命を果たしたご褒美に、きっと完璧な愛に満ちた最期をモモと私たち家族に用意してくださったのだと思います。

モモの魂が肉体を離れた直後、毛が金色にキラキラと光ってとても美しかったのが印象的でした。

モモが亡くなる1週間前くらいに、不思議な兆候がありました。

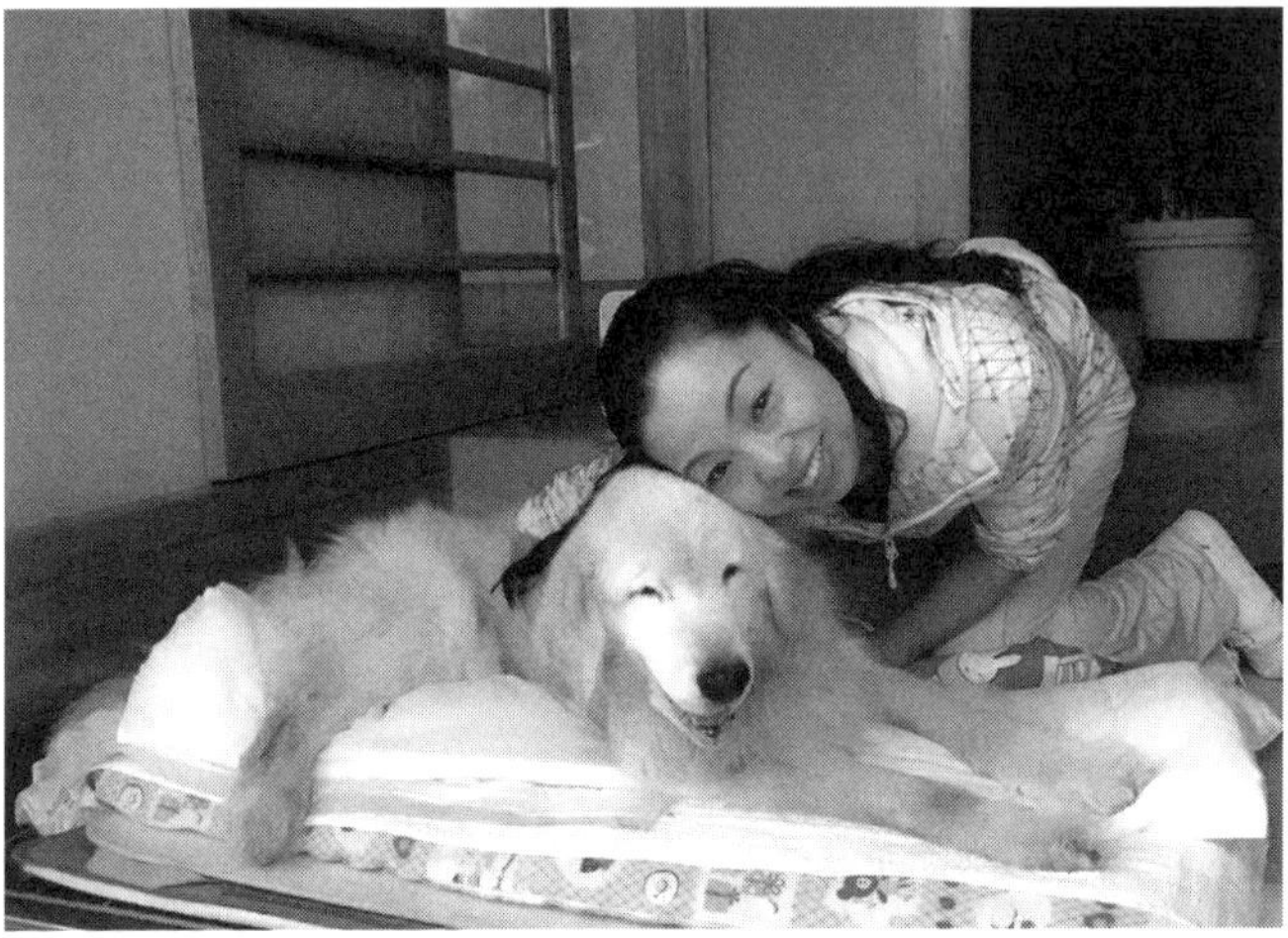

台風で暴風雨が吹きすさぶ夜、外でしかトイレをしなかったモモを庭に出してサポートをしていた時、木々から「大丈夫、私たちが守っているから安心して！」と声が聞こえ、「心を純粋に保ちなさい！　できるだけ純粋に！」と威厳のある声が聞こえたこと。

その翌朝、モモと一緒に虹を見たこと。

モモの寝床に小さな羽が落ちていたのを見つけたこと……。

モモはおそらく大天使達に導かれて、空へとあがっていったのかもしれません。

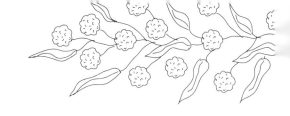

セラピー犬
モモ・キャンディとの愛

モモの身体が衰えて、私たちも介護で疲労困憊になっていた頃のことです。

モモは、お世話をする私たちに対して、申し訳なさそうな目をしていました。そんな表情を見ると、切なくて愛しくてたまらなくなりました。

私は介護中、毎日モモに語りかけました。

「私は最後まで、モモのことをサポートするよ。たとえ病気が悪くなっても、モモを守ると決めているし、モモの生涯を見届けるから安心してね。モモは今までたくさん頑張ってきたのだから、今はみんなに甘えて、幸せに私たち家族を見守りながら楽しく暮らしてね」


モモが逝ってから半年後、ご縁があって2代目の愛犬キャンディーを家族に迎え入れることができました。マルプーの女の子です。

最初に生まれたばかりのキャンディを手のひらに乗せた時、「天使だ！」と思いました。

今、キャンディは私たち夫婦の「愛と平和が溢れる至福のサロンをつくろう！」という夢に寄り添ってくれています。

モモもキャンディも、私のところに来てくれた、それぞれ別の魂を持った、それぞれに大切な存在です。キャンディはモモの代わりではないし、キャンディにモモを重ねることもありません。

私はキャンディにも毎日語りかけます。

「生まれてきてくれてありがとう。ママのところにきてくれて本当にありがとう。一生大事に守るから安心してね」

今は、天使のような2代目のキャンディーと夫とともに、毎日愛に包まれながら、使命を果たして生きることができて幸せです。

その使命とは、いらしてくださるみなさんに、

愛と喜びを広げること
自然と調和する健やかな生き方をサポートすること
ハートに希望の光を灯すこと

私はワークショップを主催したり、ガイド役を務めたり、マッサージで心身をリラックスするお手伝いをさせていただいたりすることで使命を果たし、愛くるしいキャンディは全身全霊で、お客さまを歓迎し、愛情表現で癒やすことで使命を果たしています。

いつも、大切な伴侶である2匹の犬の声を真摯に受け止めていると、自然と明るく幸せな方向に道が進んでいくように感じます。

モモの魂は、今も私のそばにいてくれますし、キャンディも精一杯の愛で私を支えてくれています。モモとキャンディの声にこれからも耳を傾け、明るい未来を歩いて行きたいです。

モモが亡くなった翌朝、不思議なことに私の頭の中でシンガーソングライターの里花さんの『流れ星』という曲のメロディーがずっとリフレインしていました。

モモを火葬場に連れて行く車中でその曲を聴いてみると、モモが一生を通して、私に伝えたかったメッセージのような歌詞に、号泣せずにいられませんでした。

君は知らない　君がどんなに美しいかを
君は知らない　君がどんなに素晴らしいかを
君は知らない　君がどんなに優しいかを
君は知らない　君の中にある輝きを
夜空を剥がれ落ちた　僕らは流れ星
みんなひとつひとつの光りを抱いて　生まれてきたんだ
どうか君を信じて　命いっぱい輝いて
君がありのままで　そのままで　愛される日が来ますように
誰かの言葉に　たとえ心が染まっても
誰かの言葉に　たとえ心が破れても
君はしない　君が抱きしめている限り
君はしない　君の中にある輝きは
笑顔を呼び集めれば　そこは満天の星
みんなひとつひとつの光りがあるから　こんなにきれいなんだ
君が笑ってくれたら　僕の命は輝く
君がありのままを　そのままを　愛する日が来ますように
君がありのままで　そのままで　愛する日が来ますように

２０１９年に、サロンで里花さんのライブを主催する機会に恵まれ、その思い出の曲を歌っていただけることになりました。

私は長い間、趣味でフラダンスをやっていたので、『流れ星』に振り付けをしてライブで踊らせていただきました。練習する中で少しずつ私の殻が破れて、ありのままの自分を表に見せても大丈夫だという勇気が湧いてきました。

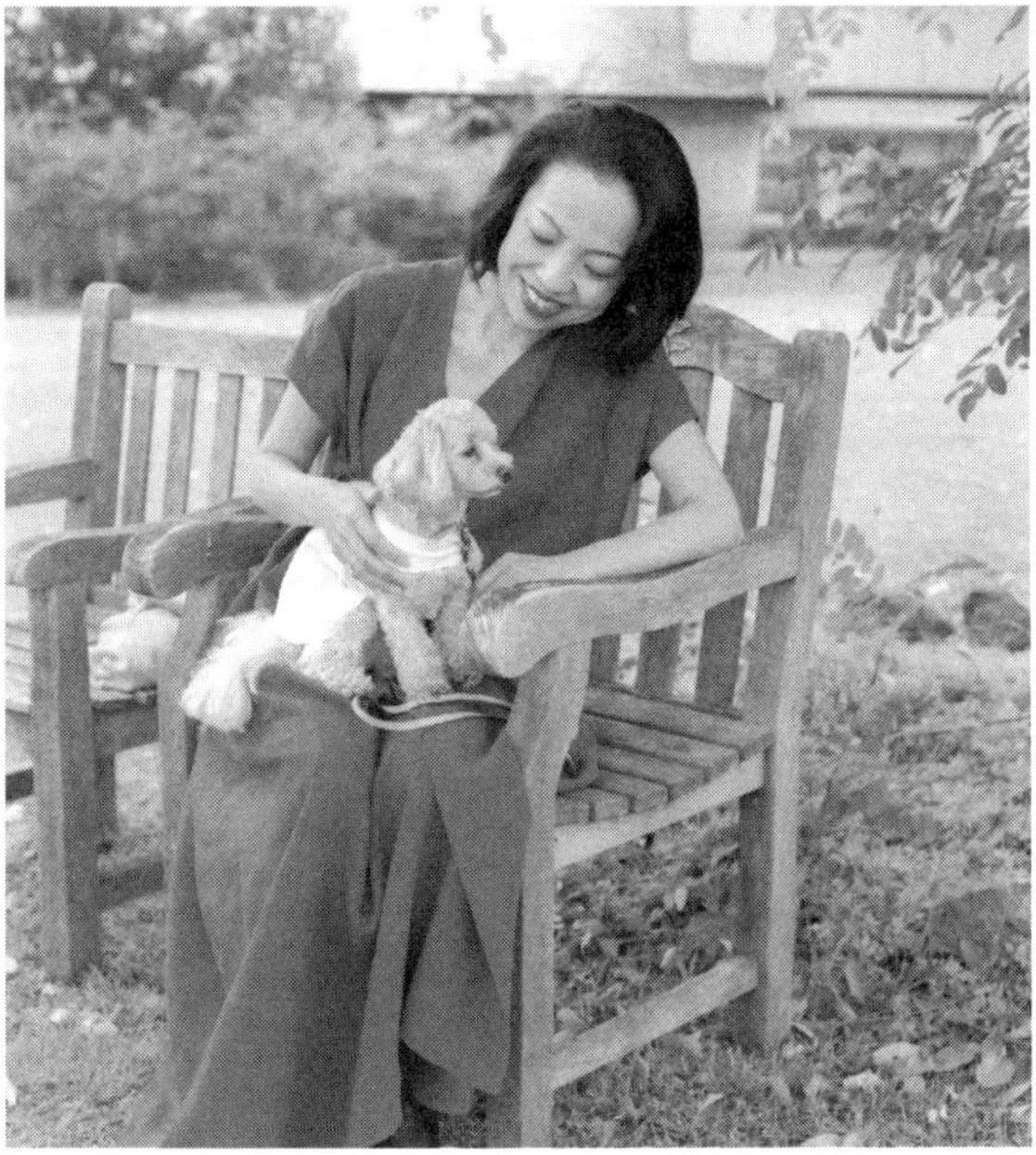

本当は表現することは怖かった。競争社会でジャッジされたり個性を否定されたりして、植えつけられた思い込みがいっぱいあったから。

練習には、いつも無邪気なキャンディが付き合ってくれましたし、モモの大きくて温かなエネルギーもそばに感じていました。

この経験を通して新しい扉が開き「真のパワーを活かして使おう」と思える、進化した私が誕生したと思います。

家族への愛

ありがたいことに、私には愛されて育った実感があります。

娘として家族に囲まれ、十分に愛されてきたことは、当たり前のことではなく、とても恵まれていたことなのだと、大人になった私は、心から感謝しています。

私は家族との繋がりが深く、愛情が人一倍強いほうかもしれません。

それは、長野県の須坂市という自然豊かな場所に生まれ、家族の愛だけでなく、樹々や土の匂い、山から吹き下ろす風、そんなあらゆる環境も愛をもって私を包んでくれていたから育まれたのかもしれません。

すべてがリンクして、ここに流れている愛に惹かれて私はこの場所に戻り、そして今、家族をとても大切にしています。そして、生きている家族、そしてこの世を去った家族のサポートを受けながら、天職と言える癒やしの仕事に邁進しているのです。

ハワイ語でＫｕｐｕｎａとは「尊敬されている年配者・先祖」という意味で、ｎｕｉ

とは「大きな」といった意味です。今はＫｕｐｕｎａ ｎｕｉとなった大切な家族は、肉体は消えてしまいましたが、光輝く魂となって私たちを見守ってくれる大きな存在です。

祖父が20年程前に亡くなった時、四十九日前に私の夢枕に立ってメッセージをくれました。

「細かいことは気にするな！　生きていることこそが素晴らしいのだ!!」

とてもシンプルなメッセージですが、魂の深いところで受け取っていたからでしょうか。そのメッセージを聞いて、私は目が覚めた時、号泣していました。三次元の世界から解放された祖父にとっては、物質的な執着に意味がないことを伝えてくれたのだと思います。

もっと深い意味では、「生きていること、命そのものの素晴らしさ」「純粋に生きることの大切さ」を伝えたかったのだと感じました。

祖母は１０２歳で、老衰で亡くなりました。激動の時代を乗り越えて一世紀生きた、強く、逞しく、超前向きな女性でした。

危篤の祖母には、家族や親戚が代わる代わる寄り添い、最期を見送りました。

西洋医学が発展した現代では、なかなか病院以外で自然に亡くなることのほうが稀になってきているかもしれません。

もう動くことも、食べることも、話すこともできなくなった祖母の傍らで、今どんな心境なのだろうかと想像している時、14世ダライ・ラマ法王が「心」について語られていた内容を思い出しました。

輪廻転生を考えた時に、心とは何かを正しく知る必要がある。

心にもいろいろなレベルがある。

第一に「大脳の働きによって生まれる心」これは最も荒いレベルの心で、肉体活動が止まると消えてしまう。

第二に「深い瞑想を行い、呼吸がほとんど停止している状態でも働き続ける心」深く細やかなレベルの心。

第三に「死に近づいた時に現れる心」最も細やかな心。輪廻転生に関わるのはこのレベルの心。魂と呼ぶ。

死が訪れた時にも、まだこの最も細やかな心が肉体に留まることがある。そして、肉体を離れる時に転生が始まる……。

亡くなる直前、最後の意識が残っている一時間半の間、祖母がずっと私の目を見つめてくれました。

目の奥がとても平和で、透明で、私が見えている世界とは違うものを見ているかのように、深い世界を見つめていました。

その時の澄んだグレーの瞳が、私の祖母の思い出の中で強烈な印象となりました。

あの瞳を、私は一生忘れることはないと思います。

いただいた命を最後まで大切にすること、先祖から受け継いできた命のリレーのバトンを渡されたような、そんな感じがしたのです。

２０２４年は、第二の母のような叔母の最期を看取りました。生きていると、いろんなことがあり、心が疲れる出来事も起きるけれど、こんなふうに私を全肯定してくれる存在達との別れはとても寂しく、悲しいです。

私は叔母の身体を拭いて、フェイシャルの施術の時のように、保湿をして、お化粧をしました。

魂が抜けた叔母の身体は、さっきまで息をしていた身体とは確実に違っていて、肉体は魂の一時的な借り物なんだ……マスクみたいだな……と感じました。

人も動物も、悔いを残さず死を迎えると、肉体を離れたと同時にまったく後ろを振り向くことなく、光の世界に旅立つのだなと思います。

「死に方は生き方でもある」のだろうと今は感じています。

どんなふうに死にたいかは、どんなふうに生きたいかでもあるのではないかと思います。先人である大切な家族が、命の尊さを教えてくれて、私も一生懸命その時々に愛を込めて生きていきたいと教えられます。

家族関係は、どんなに愛に溢れて恵まれていたとしても、必ずどこかに葛藤があり、幼い頃に感じた痛みや傷を誰もがどこかで引きずっているものではないでしょうか。

でもいつか必ずやってくる別れの日のことを考えると、痛みや傷を抱えたままにせず、感謝に変えることができるとよいですね。

一番身近な、人生をともに歩むかけがえのない家族だからこそ、限られた時間の中で、心に宿る思いを伝え感謝し合いながら、一瞬一瞬を大切に紡いでいきたいですね。

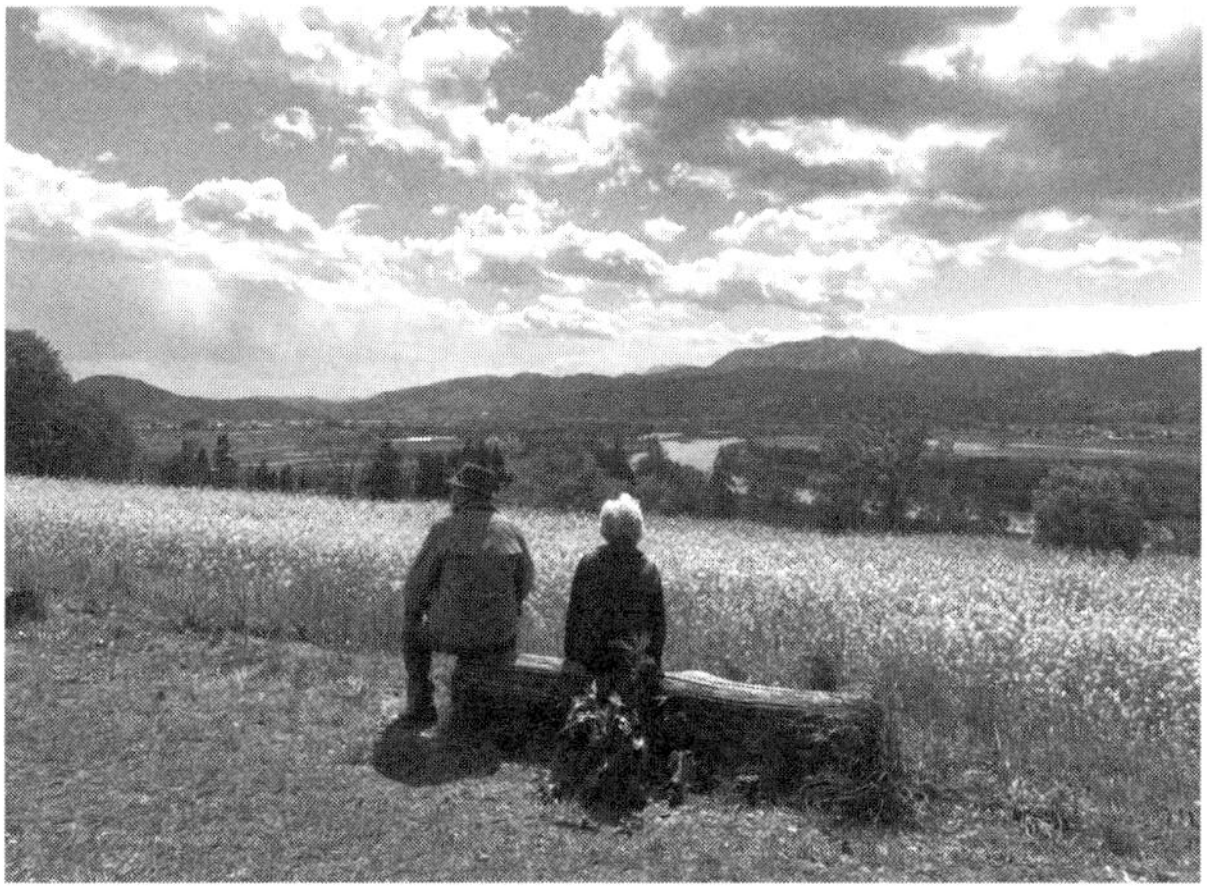

偉大なる先祖を思う時

私たち一人ひとりのスピリットは、「前世」「先祖（系譜）」この2つの水を運んで人生を旅しているのだそうです。

私の系譜のひとつ中島家は、わかっている範囲ですが、私で13代目になります。

私は長女で小さい頃から「跡継ぎ」「家を守る」といったキーワードを祖父母や父から言われ期待されて育ちました。その重圧が負担となり、若い頃は祖父母や両親に反抗して悲しませてばかりいました。

でも今の私は、魂を構成する2つの水「前世」と「家系（系譜）」の重要性も深く理解できるようになりました。

私たちは2人の親から生まれ、その親にも2人の親がいて、またその親にも2人の親がいます……これをどんどんたどっていくと、私たちは果てしない系譜の中に生きていることになります。

１００年に一人、家系の系譜を癒やすヒーラーが生まれるのだそうです。

そのような役割を担って生まれる人の多くは、女性。

私は、以前は自分のことを家の中を引っかき回す問題児だと思い込んでいましたが、今は私が系譜を癒やすヒーラーとしての使命を持って生まれてきたのだと自覚しています。


私はアロマセラピストを志した20年程前、「人の役に立ちたい、人を癒やせる人になりたい」と思いました。

しばらくすると「人を癒やす前に、自分を癒やす必要がある」ということに気づきました。セラピストの仕事をしながら、平行して自分を癒やす旅を今でもずっと続けています。

タマネギの薄皮を剥くように、どんどん癒やしが深まり、ある時「ご先祖さまの体験した痛みや苦しみの癒やし」と向き合う必要性を感じました。


みなさん、自分自身の人生の中では体験がないのに、どうしても苦手な出来事、克服しなければならないテーマが何度も繰り返しやってくるといったコアな問題はありませんか？

それらの問題が、無意識のうちに人生に影響を与えていると感じたら、家系の系譜を癒やすことと向き合う必要があるかもしれません。なぜなら、家系のエネルギーはDNAに刻まれ受け継がれていくため、ご先祖さまが体験した悩みや苦しみの記憶と関係している場合があるからです。

特に、男性は男性、女性は女性のご先祖さまの影響を大きく受けているようですので、家系にどんな人がいたのか調べてみてください。そして、そのトラウマをクリアにしていくと、高次のエネルギーが流れ、制限が外れて、ポジティブなパターンが生まれていきます。

ご先祖さまたちは、今肉体を持って生きている私たちが、命の繋がりによって受け継がれた苦しみの記憶を癒やし、同じ過ちを繰り返さず、自分たちでは果たせなかった夢や思いを、子孫が実現することを願っているのだそうです。Ｃｈａｐｔｅｒ1で紹介したニュージーランドフラワーエッセンスには、先祖と前世を癒やす「種」のボトルが12本ありますので、興味のある方は試してみることをお勧めします。

個々の魂は、それぞれの人生の中で目的や使命を果たし、経験を積み重ねて、螺旋を描きながら成長していこうとしているのだそうです。そのことに気づき、魂の生きたい自分を生きていれば、青写真に沿った完璧な人生になるのだそうです。それは、必ずしも社会的な成功や権威、他人からの高い評価を得ることではないのです。

そしてご先祖さまたちの夢とは、私たちが自分を愛して、うれしい、楽しい、幸せな体験をして、輝きながら精一杯生きることなのです。

私の今世のテーマに深くかかわっている「前世」の記憶に、レムリア時代のことがあります。

サイキック能力を持つ数名の方から同じように指摘されたので、私は本当だと信じています。

レムリアとは、かつて存在したとされる大陸で、愛と調和の高度な文明を持っていたものの、津波や火山の噴火、地震などで海底に沈んだとされています。証拠はありませんが、私はその時代の記憶に引き寄せられるように、今の仕事に導かれてきたと感じています。また、私のサロン名「PLUMERIA」も、無意識でレムリア（呼び名のバリエーションにルメリアもある）を思い出すような名前にしたのかもしれません。

Chapter3でも登場した、クリスティン・ペイジ先生のリーディングによると、私にはレムリア時代の記憶に基づくトラウマがあり、それは「人を助けようとしたけれど、周囲の人たちが離れていき、助けることができなかった」という後悔でした。実際には、あまりにも私がまわりと違っていたから、人々が恐れて離れていったのだそうです。そして、この経験は今世にも似たようなニュアンスとして表れているところがあり、表現することを恐れたり、人々が離れていくのを怖がったりする感情が強いと指摘されました。

クリスティン先生は、今は「私には無理」と思い込んで檻に閉じこもっているけれど、「私はいったい何者なの!!」と自問しながら、檻を破って自由になり、「私は時代に必要な人間だ!!」と自信を持って、ユーモアを取り入れながら、チャレンジしてほしいとアドバイスしてくださいました。その言葉に背中を押され、今は檻から出て、サロンをリニューアルオープンし、本の執筆にチャレンジしているのですから、自分でも驚きです。

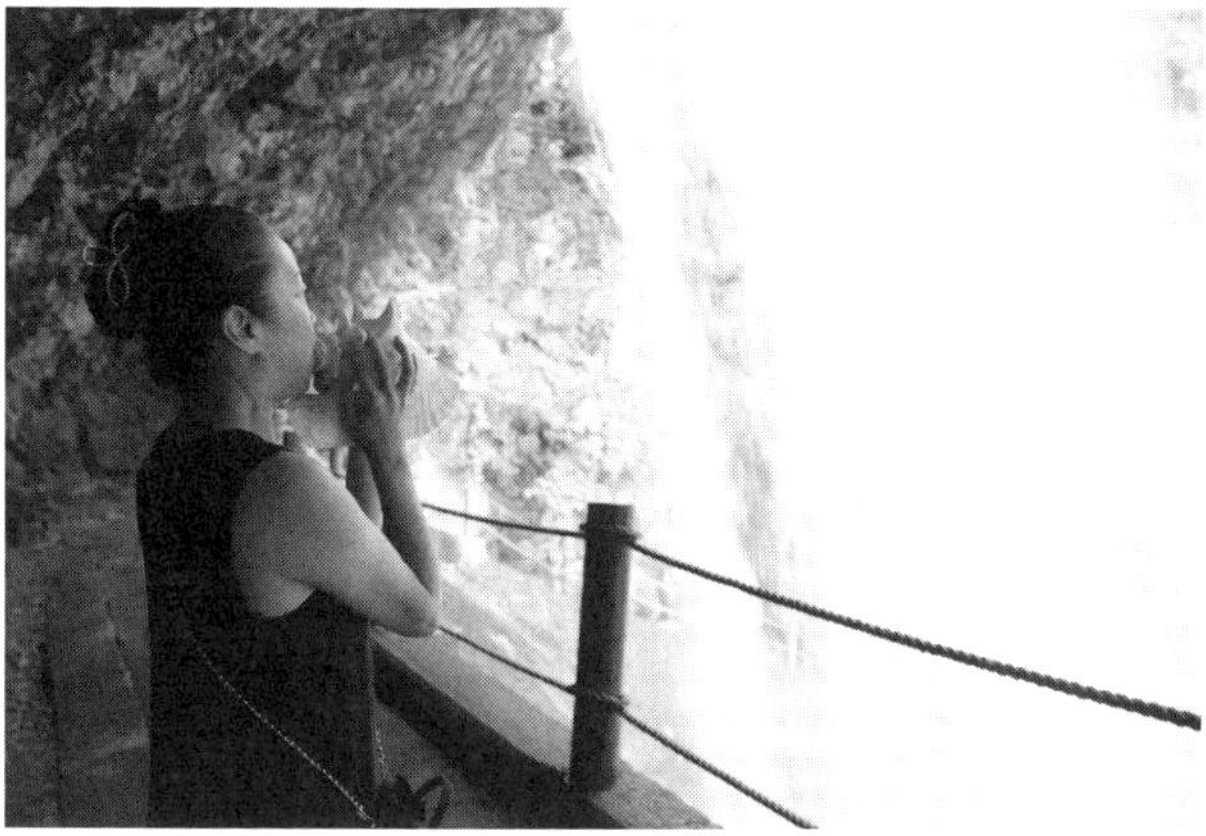

日本や世界の先住民たちの智慧を教えている友人、カミムラマリコさんからの情報では、「前世の記憶も実はご先祖さまの記憶なのだ」そうです。私もそのような気がしています。

系譜をたどっていくと、今は日本人でもDNAの情報の中には、他の国で起きた記憶も入っていることでしょう。

それが「過去世」なのかなと私は感じています。

それぞれが先祖の癒やしを続けていけば、やがて癒やしの輪が広がり、果ては人類全体の癒やしに繋がっていくのかもしれませんね。


お酒に酔った父が「おまえは中島家の救世主だ」と言ってくれたことがあります。

「お父さんこそ、救世主だよ！　私がこの土地にＨＡＬＥ ＰＬＵＭＥＲＩＡを開けたのもお父さんのお陰だから！」

と言ったら、「俺は、当たり前のことをしているだけだ。おまえは少し違う。おまえの力はすごいよ！」と褒めてくれました。

あんなに私に厳しかった父が、私を心から認めてくれる日が来るなんて……と感動でした。心が躍るほど嬉しかったです。


私は、いつも守護し導いてくださるすべての存在、ご先祖さま、神々に感謝を送り、これからもこの地上で、ベストを尽くして生きていきたい。心からそう思います。

パートナーシップについて

2008年、ハワイ島で先祖や魂の声を伝えてくれるメッセンジャーであるクム・エレレ・マヘアラニ・クアモ・オーヘンリー先生のセッションを受ける機会があった時のこと。ご先祖さまからのメッセージを受け取りたくて、お願いしてみました。

当時、両親には早く結婚をしろとプレッシャーをかけられ、自分でも結婚願望が強いのにもかかわらず、いつも恋愛ではつまずいてばかりいたので、なぜうまく結婚に至らないのかを知りたかったのです。

当然、跡取り娘の結婚を望んでいるはずのご先祖さまなら、答えてくれる。そう思ったのですが、返ってきたのは「あなたは、あなた自身でその答えを見つける必要がある。あなたがその体験を通じて感じたこと、学んだことをゆくゆくは人に伝えていく役目があるから」という言葉でした。

さらに、私の人生の目的が単に家を継承することだけならば、とっくに結婚して跡継ぎを産んでいるはずだけれど、そうではないというメッセージも受け取りました。私の人生は、ＡＬＯＨＡ（愛）を広げていくためにあるというのです。

問題解決の方法を知りたかったその時の私は、実を言えばがっかりしました。でも時が経ってふり返ってみると、ご先祖さまの言われた体験をした実感を得て、自分で乗り越えることができているのです。

なるほど、そういうことだったのか！　それがどんなに真実を突いている素晴らしいメッセージだったのかを知りました。

何より、ＡＬＯＨＡ（愛）を広げていくことが私の人生の役割だと教えてくださったことに、今は感謝の気持ちでいっぱいです。

２０１３年１月に、私は夫になる人とお見合いをしました。第一印象は「優しい人、純朴な人」でしたが、まさか結婚に至るとは思っていませんでした。

これまでに何度か触れてきたように、私の潜在意識の中には「女性性へのネガティブな観念」がありました。それが、女性性と男性性のバランスの歪みに繋がっていた……。

つまり、結婚を避けていたのは私自身だったのです。頭では「結婚したい」「パートナーが欲しい」と思っていたけれど、潜在意識下では結婚や自分の中の女性としての喜びを受け入れることに抵抗していたのは私だったのです。

そんな自分の潜在意識に気づいた時、お見合いをした将来の夫からデートのお誘いが。抵抗反応がちらつくのを横目に見つつ、そんな自分を変えなくてはと決心して、お誘いを受けたのです。

自分の身体の内側で湧き上がる感情や反応が、不安や思い込みによる抵抗からくるものなのか、それとも本心からのものなのかを見極めながら、自分にとっていい感じがするほうを選択することはとても大切なことだと、その時学びました。

その結果、なんと3カ月で結婚に至ることになりました。

新たな女性性の時代へのシフトが始まっていることは、Ｃｈａｐｔｅｒ3でお伝えしました。今、男性も女性性を解放して、パワーよりも調和や愛で物質世界と精神世界を融合させていく時に来ています。

夫は「中島家」という、これまで守られてきた強固な命の繋がりの中に、私をパートナーとすることで飛び込んできてくれました。それが当たり前ではない、どんなに覚悟の要ることだったのか、想像に難くありません。

そしてさらに、女性だけではなく男性の健康と平和もサポートしていきたいという私

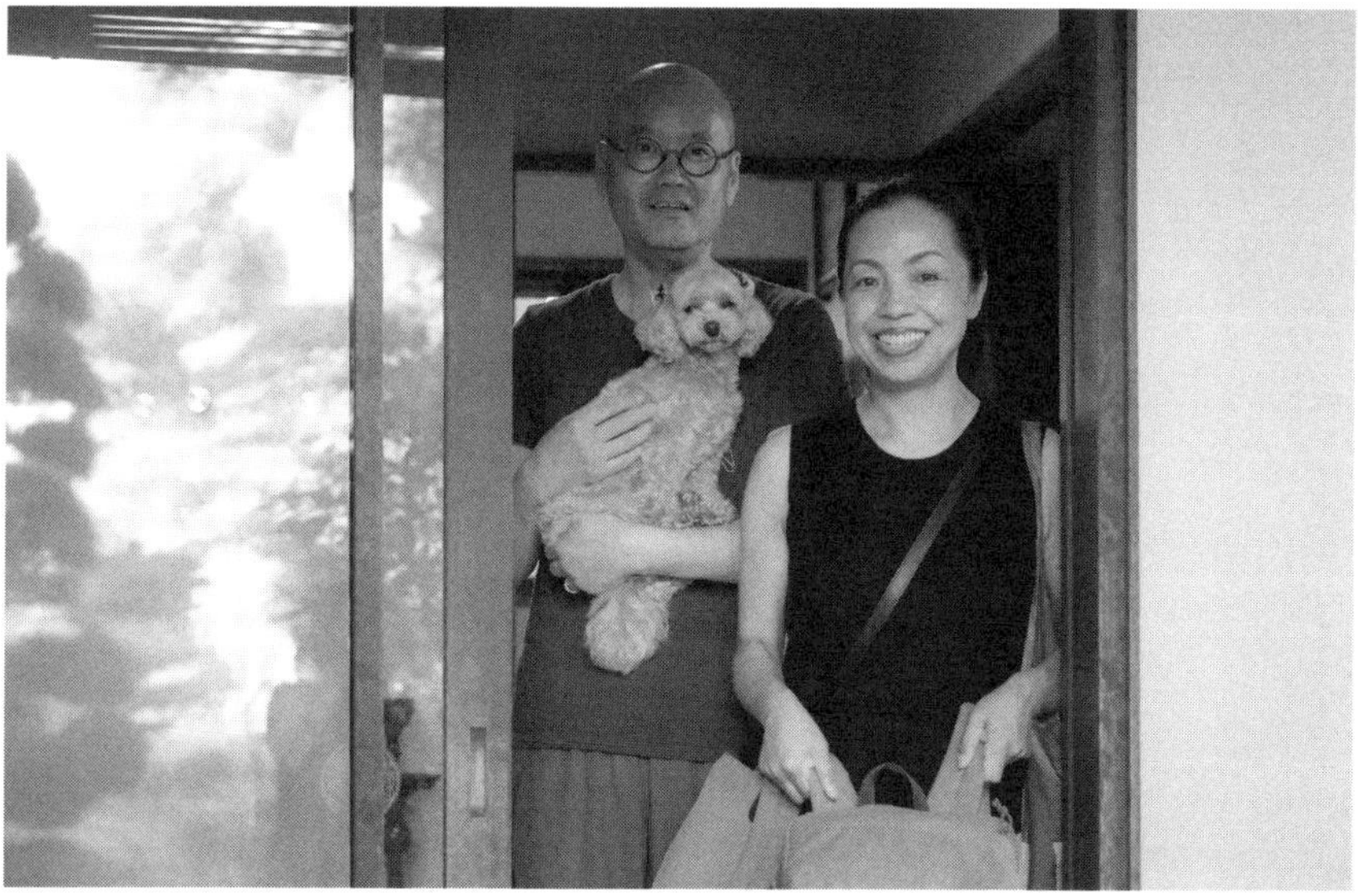

の人生の目標に賛同し、一緒に歩んでくれています。
プロポーズの時に「大切にします」と言ってくれたことをずっと守ってくれて、本当に感謝しかありません。
もちろん平坦な道ではなく、不調和が浮き彫りになって葛藤する日もありますが、自分達で進むと決めた道だから、魂からのインスピレーションとビジョンに従って、お互いに助け合って今を歩んでいます。

まさか結婚するとは思ってもいなかった人。
それが、最高のパートナーシップで結ばれた夫となったのですから、何かに導かれたに違いありません。

真のパートナーシップに向かう流れ

女性は社会に進出し、仕事を通して「女性の身体のなかの男性の周波数」を使う方法をマスターしました。

そして、女性の中の男性性が育ち、身体は女性でありながら、男性の周波数に合わせるほうが得意になってしまっていることにふと気づきます。

再び女性はバランスを取り戻し、自分自身の身体に心地よい女性の周波数を覚醒させるようになると、次第に男性性と女性性の統合＝パートナーシップへと関心が向かうようになります。

しかし、身近な家族や夫との関係性、自分自身の内側の拮抗するエネルギーの衝突が頻繁に起こり、ジレンマを感じるようになります。

以前にも増して、自分の中の女性性も男性性も際立って活性化しているのに、しっくり交わらない感覚が増していきます。

そこに、突然想定外の変化の波がやってきます。

リーダーシップを取り支配をするために感情を閉鎖してきた男性の周波数が動揺し、閉じていた感情が活性化し、傷つきやすく繊細な男性性の真の姿が目覚めていくのを目の当たりにします。

その時、女性は誇りを取り戻して静かに立ち上がり、慈愛の眼差しで男性を見守るのです。

男性を豊かな感性で励まし、女性として強い存在となった時、魅力的な女神が誕生します。

目覚めた男性は外側の堅い殻が氷解して、胸から愛の光が輝き出していきます。

男性は繊細で感情豊かでありながら、大切な女神と地球を守護するために誇りを取り戻し立ち上がります。

そして、力強い「女性性と男性性」は統合され、パートナーシップと調和のもとに協力し始めるようになるのです。

右記は、私の感じていることと本「プレアデス＋かく語りき」に書かれている内容を織り交ぜながら書きました。

１９９４年に出版されたバーバラ・マーシニアックの「プレアデス＋かく語りき」。この本に書かれているメッセージはすでに30年前にもたらされているものなのに、今私が直観で受け取っているメッセージが、必ずこの本のどこかに書かれているので不思議です。

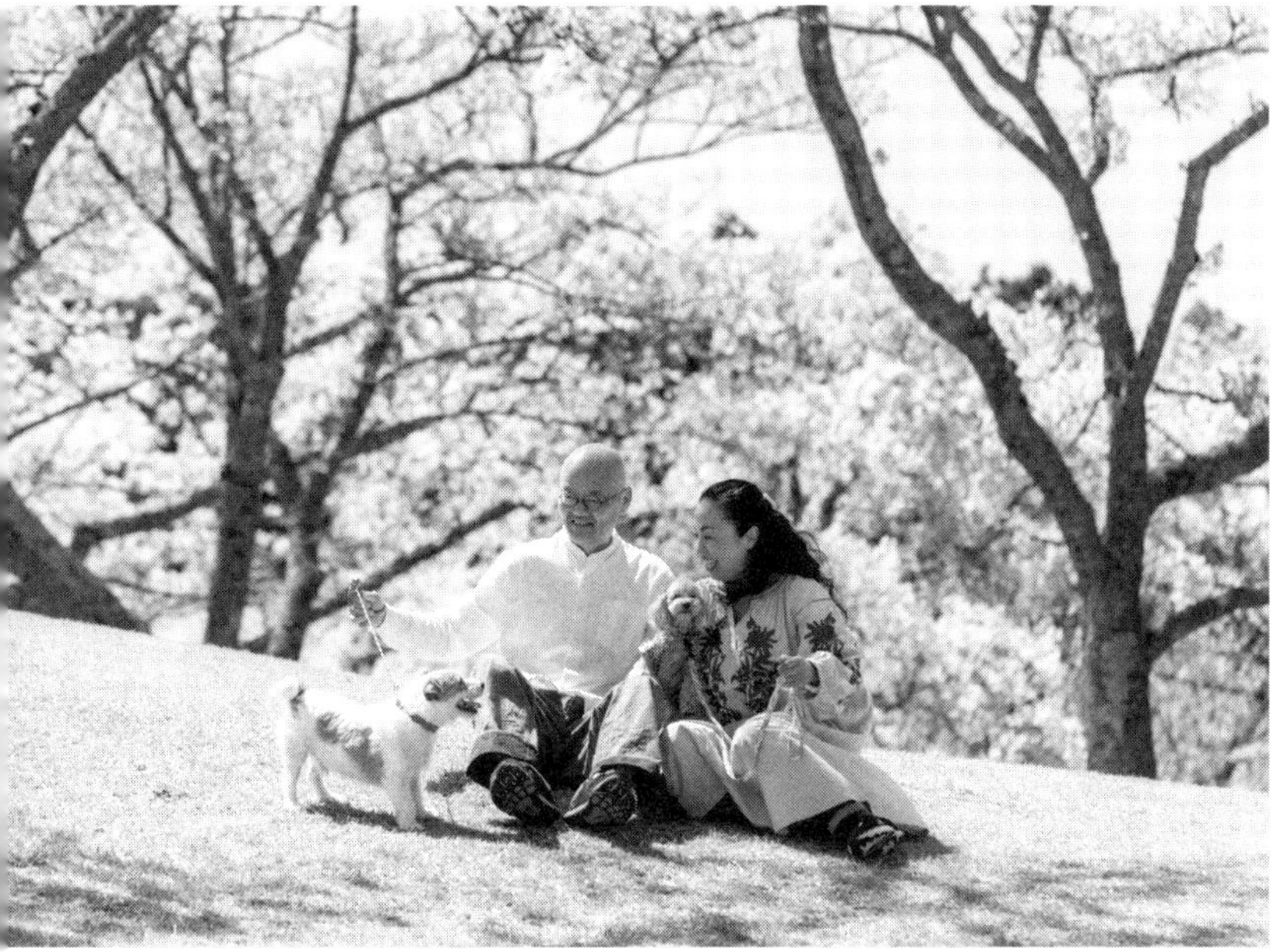

私にとって直観を言語化するのにとても便利なバイブルのような一冊です。

Column③

アニマルコミュニケーション ～モモとの絆～

「最愛のママへ」


モモはまだまだ生きる気満々だったんだけれど、9月8日の夜中に一匹の天使になった兄弟が迎えにきて、お空に帰らなければならなくなりました。

ママのためにも「まだママといたい！　もう少しだけいさせて！」って頼んでみたのだけど、「前回も帰らなかっただろ！　今回は駄目だよ！」って言われて帰ることを決めました。

でも、生きている間にモモは使命を果たすことができました。ママに伝えたいことも伝えられて、もう思い残すことはありませんでした。だから、いつお迎えが来てもいいって思っていました。

モモはママのために生まれてきました。ママに寄り添うためにここに来たのです。

そして、ママの使命に寄り添うためにずっと側にいたのです。

モモの人生はママなくしてはありえませんでした。

最初は気持ちも通じ合わなくて、離れ離れで寂しい思いも、辛くて苦しい時もありました。でも、いつもママが幸せになりますように！　ママの悲しみが癒やされますようにと願い続けました。辛い経験を通して、モモは本当の愛に気づくことができました。

モモが3歳の頃、ママが家を出て行った時は、正直すごく寂しかったし不安で苦しかったです。

でもママがやっと結婚して、それから幸せそうな笑顔が増えて、モモはとても安心しました。

それに、サロンを家の近くに移して、モモをお店番に抜擢してくれた時はとても嬉しかったです！

ママと一緒に成長して、それぞれの役割で一緒に使命を果たすために頑張ることができたのは一生の宝物です。

そして、ついにママ達が引っ越してきて、また一緒に住むことができるようになり、モモの最大の夢が叶って「もういつ死んでもいい」と思いました。そしたら本当に死にそうになったけれど、ママや家族が一生懸命看病してくれたり、ママが真剣にお祈りしてくれたお陰で奇跡が起きて、もう少し生きることができました。それからの4カ月はいつも愛に包まれて、本当に幸せいっぱいでした。

モモは家族が自慢です。これからもずっとずっと仲良しの家族でいてください。

ママはまだ地球で命いっぱい輝いて生きるという使命があります。一人の女性として自信を持ってもっともっと輝いてください。

ママがもし子どもを産んでないことをひけ目に感じるようなことがあるなら、それは違います。

モモはママのちゃんと娘でした。ママはすべてを委ねられる宝物のようなママでした。

だけど、モモは犬だから先に逝くけどごめんね。

それに、ママはもっともっと活躍できるよ！　ママが皆に伝えたいと思っていること、ママの活動素敵だよ！

モモはずっと見守り応援し続けます。

最後に、モモはママをママにするために来たのです。

その使命が果たせたから思い残すことなくお空に帰ります。

肉体が消えても、これからもずっと一緒だよ。

「モモチファイト、モモチファイト！」って掛け声でトイレに連れて行ってくれたけど、モモは天国から「ママファイト、ママファイト！」って掛け声をかけるからね。

またモモの魂とママの魂が出会う日まで。

さようならママ。

２０１８年９月　モモより。

モモが亡くなった後、アニマルコミュニケーターの友人、光さんが伝えてくれたメッセージから

ママ、
ファイト！

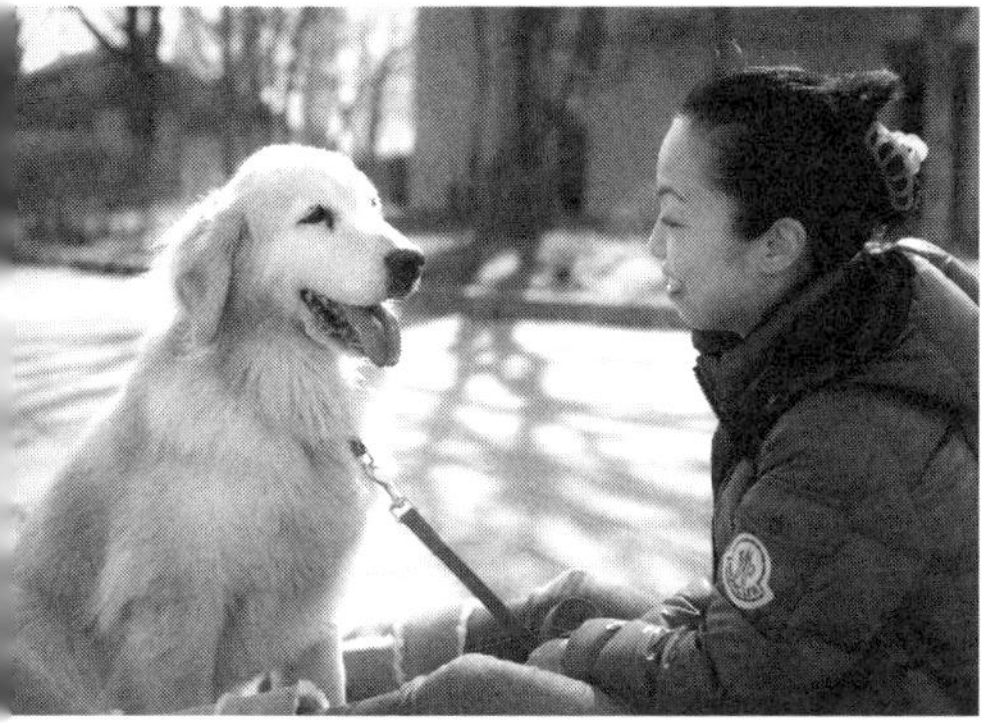

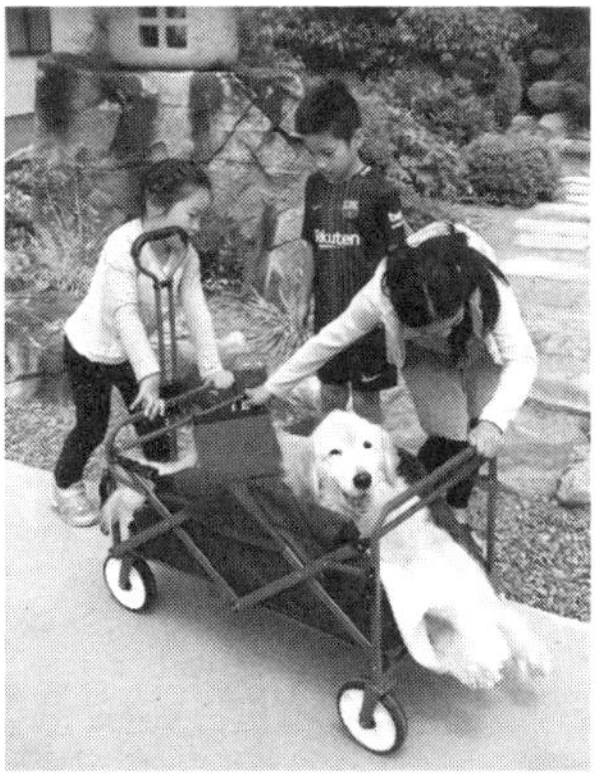

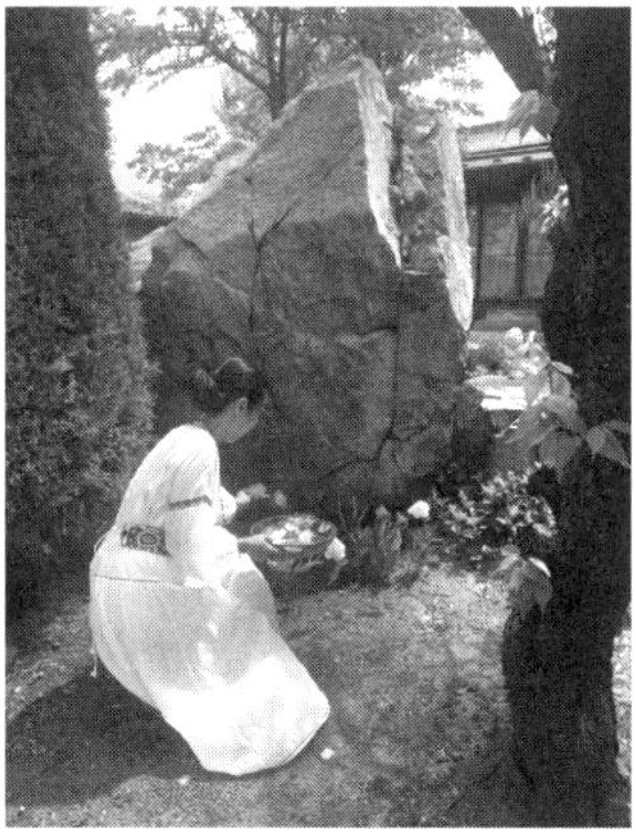

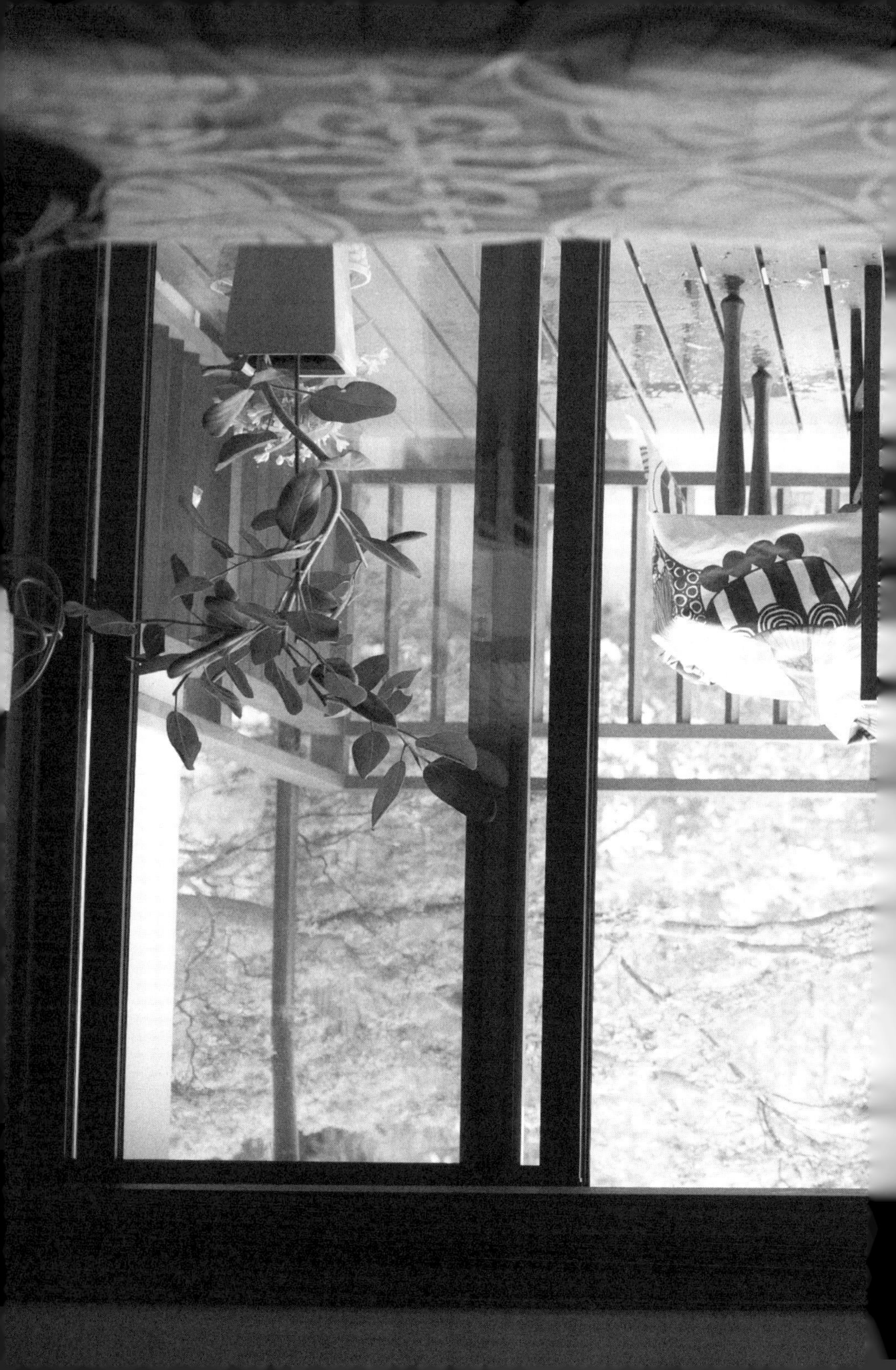

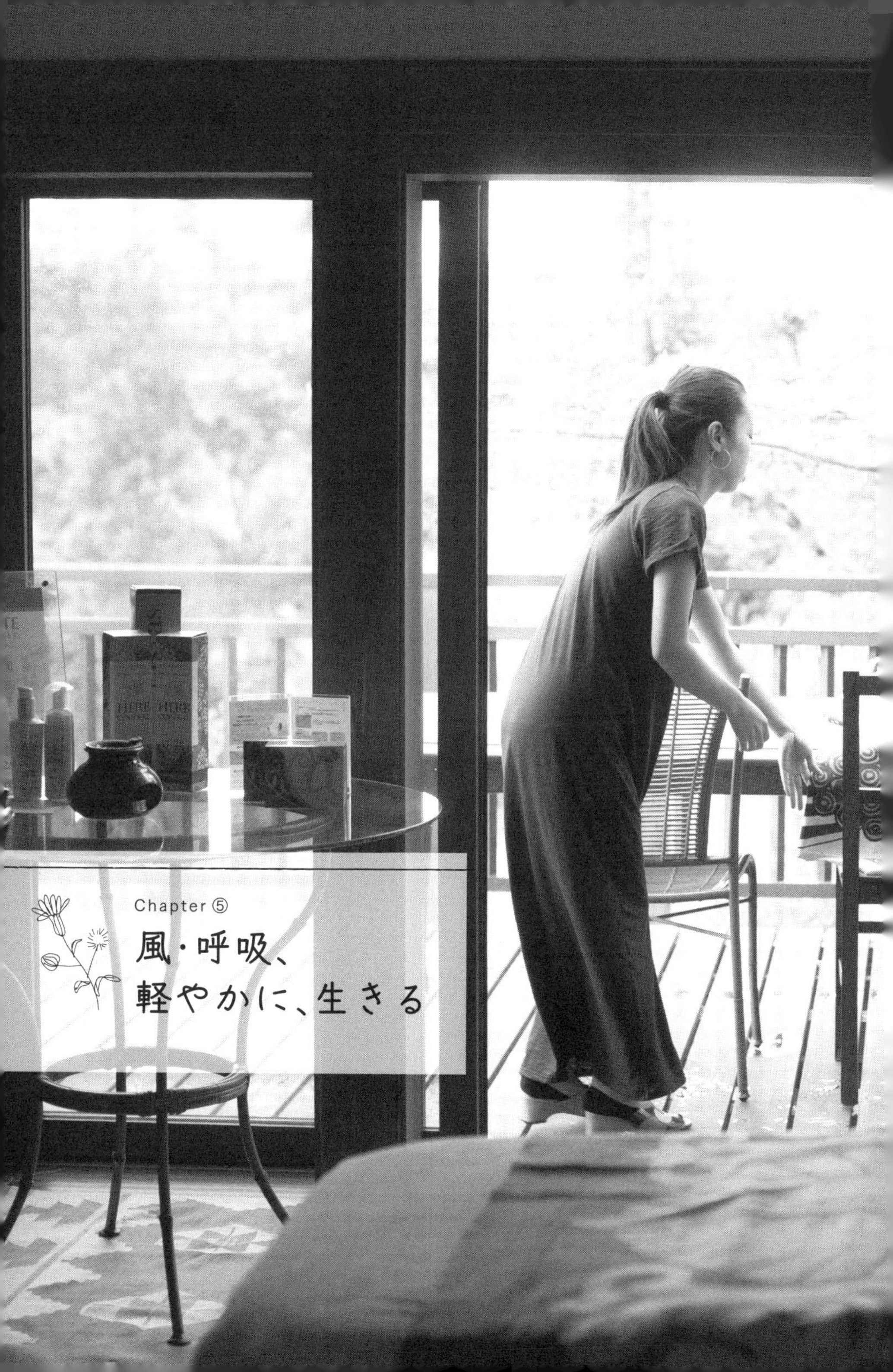

Chapter ⑤

風・呼吸、軽やかに、生きる

本格的な風の時代に

西洋占星術では、２０２０年12月に、「土の時代」が終わりを告げ、「風の時代」へ移行したとされますが、移行期間を経て、２０２４年11月、いよいよ本格的な風の時代が幕を開けたといわれています。土の時代の価値観や執着を手放して、ステータスや所有物などに囚われない、しなやかで自由な精神で生きていく時代が進んでいくといわれています。

そのタイミングで家業を手放し、夫婦でＨＡＬＥ ＰＬＵＭＥＲＩＡの活動を活性化することになった流れは、とてもタイムリーだったように思います。

これは狙ったわけではなく、決断する以前は、私は所有物に執着があり、負けん気も強く、手放すことは苦渋の選択でした。でも、迷って立ち止まっている余裕がないほど、強烈な宇宙の采配がなされて、速やかに決断せざるをえず、一気に新しい世界へ押し出されたような不思議な感覚でした。

その結果、執着していた仕事、お金の価値観から人間関係まで、はぎとられたかのように身軽になりました。

その空いたスペースに突然、新しい風が流れこんできたのです。私たちは現代のテクノロジーを利用したエネルギー治療装置をサロンに導入することに決めました。

波動療法は今後世界中で主要な治療法となっていくと私は考えていますが、現在日本は各国に遅れをとっていて、認知度が低く、限られた人にしか注目されていません。

今日本では2人に1人の割合で癌を発症する人がいるといいますが、癌（腫瘍）という形で結晶化する前には、振動周波数のレベルで異変が起きています。それが物質次元に結晶化した時に、癌という腫瘍として形づくられ、病気として現象化するのです。ならば、このもとになっている振動周波数の乱れを調和させることができれば、癌を形づくらずにすむ、いわゆる未病の段階で予防できるという考えです。または、腫瘍を形づくっている元の振動周波数を健康な状態に変えていくことによって、腫瘍を解消していくというような可能性も秘めていると考えられます。

波動療法は、物体である身体に「はっきり」刺激を感じる施術とは異なり、細胞レベルで微細に働きかける施術です。そのため、効果は「なんとなく」感じるというほんのりとした感覚として現れます。エステの美顔器にたとえると、高周波と低周波には明確な違いがあります。低周波の機器は筋肉に作用し、ピリピリと電気が走っているような

「はっきり」とした体感で、施術後には見た目にもビフォーアフターがわかりやすいのが特徴で、一般的には効果を実感しやすく、説得力があります。

一方高周波の機器はやんわりと微弱に温かさを感じる程度。「なんとなく」「気のせいかもしれない」といった感覚でしか捉えられません。この、高周波を低周波のように感じることが不可能であるように、物理的に「はっきり感じる」施術と同じような感覚で波動療法を体感することはできません。ですが、この内側で「なんとなく」を微細に感じることができるようになると、目に見えない部分で自分を動かしている臓器や血液、細胞の奥深い意識と繋がって、細胞の声に耳を傾けながら、人生をクリエイトする力を育むことができます。

私がこれまでヒーリングの中心に据えてきた自然療法のアロマテラピーで使う精油（エッセンシャルオイル）は、植物から抽出され、化学成分、香り、バイブレーションを持つ物質です。精油の薬理作用が免疫力や自然治癒力を高めるとともに、香りとバイブレーションが、心理的、感情的、精神的な領域に働きかけ、崩れたリズムを整えて、全体に調和をもたらします。このように、精油が持つエネルギーを活用し、人のオーラやチャクラに働きかけ、エネルギーレベルでの調和をもたらす療法をサトルアロマテラピーと呼びます。

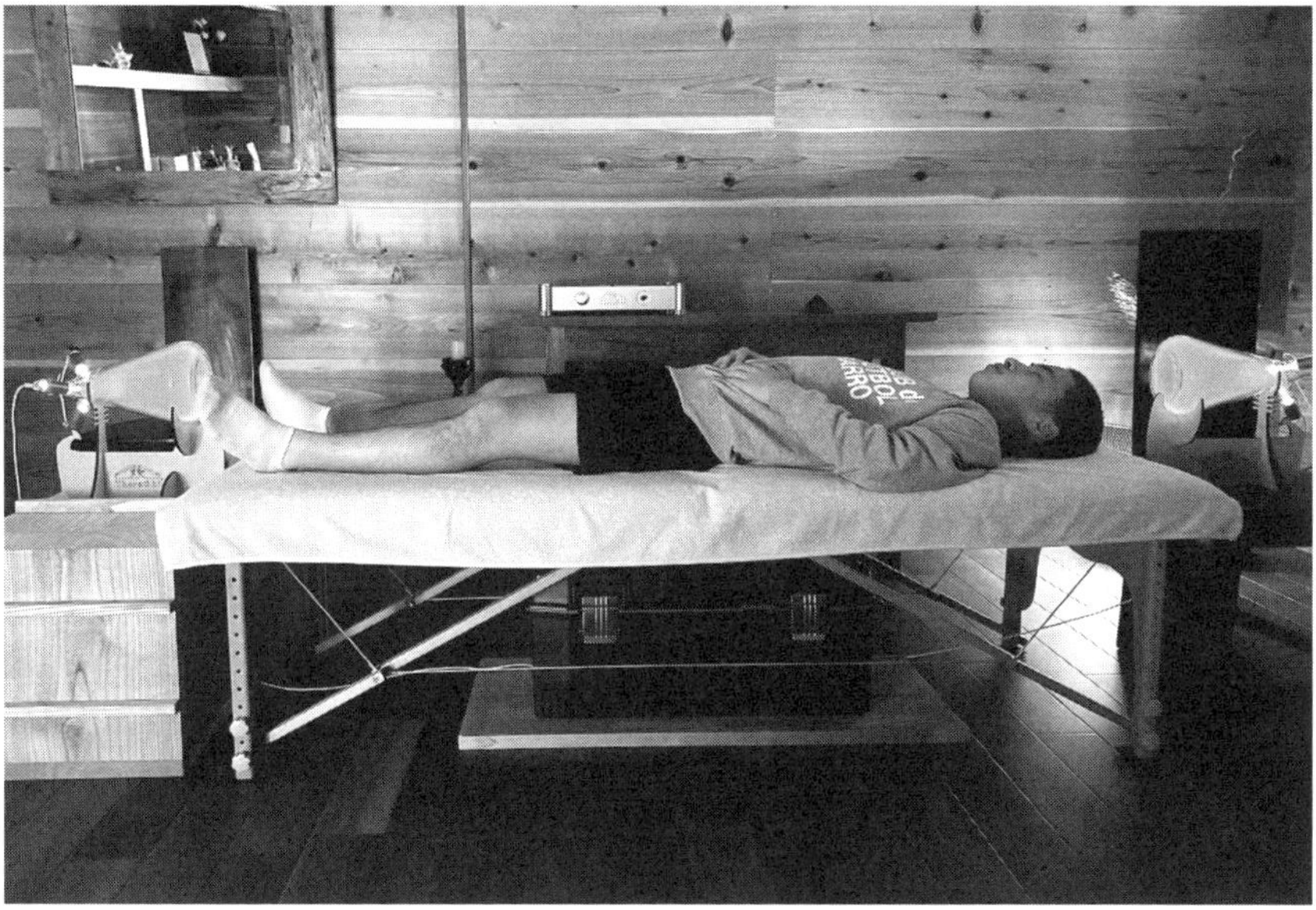

フラワーエッセンスも、お水に宿るバイブレーションを利用して心を癒やしていく自然療法です。

また、サウンドヒーリングも音とバイブレーションで、人のエネルギー（振動周波数）の不協和音を変化させて整えていく療法です。

波動は、人間と周囲のものの間にある共感や共振共鳴を通じて作用します。

私と夫は、香り・音・光・水・色……これらのバイブレーションが、人のエネルギー（振動周波数）を変化させ、コンディションを整えるきっかけを作り、健康と平和をサポートすると確信しています。

受け継いで、そして私らしさをブレンドして
次世代に繋ぐこと

私たちが、受け継いだこのサロンの建物は、明治時代後期に建造されたものです。四代前のご先祖様が、祝い事のために建て始めたそうですが、完成前に亡くなってしまったようです。

天然木の柱や天井、土壁や珪藻土の壁、須坂市独特の「ぼた餅石」という丸い石を組み合わせた基礎で囲われています。

この「ぼた餅石」は石職人が四人がかりで一日ひとつ積めれば良いほうだと言われるくらいに、手間のかかる仕事なのだそうです。

同じくらいの石を探し、まわりの石に合わせて削り、削っては合わせるといった作業が永遠と続くのだそう。曾祖母がお嫁にきたばかりで、職人さんたちのお食事を作るのが大変で、身体を壊したと伝え聞いています。その後、戦時下では、疎開してきた一家の住まいとして貸していた時期もありました。

また、ここで両親が結婚式をしたのだそう。

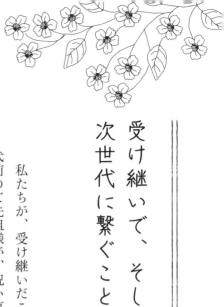

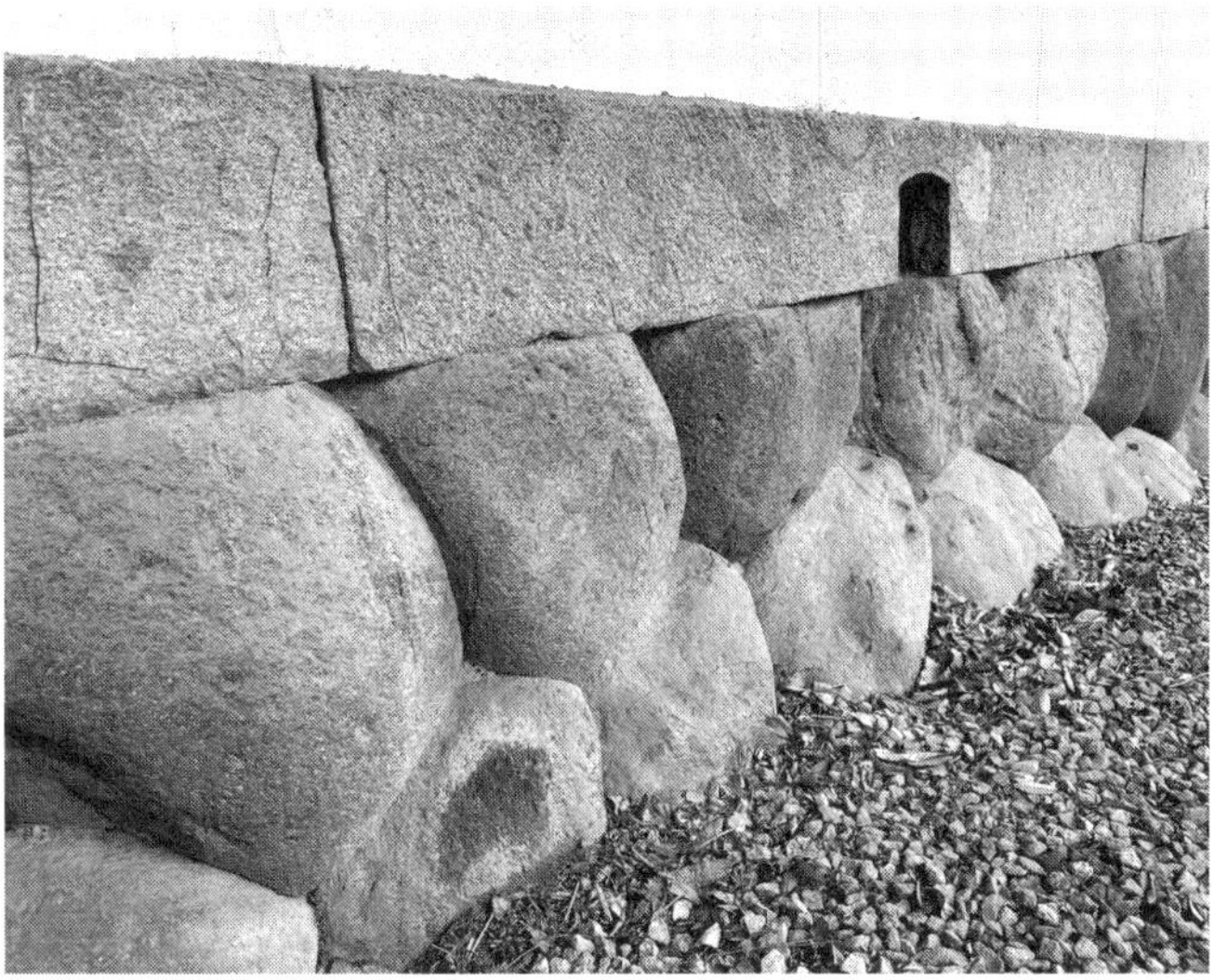

こうして繋がってきた歴史を思うと、私たちが時を超えて、この場所をヒーリングサロンとして有効利用し、心地よい場づくりをして人々を癒やしていくことが、きっとご先祖さまたちの意思でもあり、準備してくれていたように感じます。

ぼた餅石もきっと記憶しているだろうし、私のＤＮＡの中にあるご先祖さまの記憶も蘇って、私個人の力だけでは到底できないようなお仕事が今できているのだと思います。

昭和、そして令和にリフォームした部分以外は、釘なども最小限なので、流れている空気はいつも柔らかくて、綺麗です。

私は、この建物自体が呼吸をして生きているように感じます。

古い建物を補修しながら、現代と融合させ、持続させて活かしていく……この価値と感性を、ここを訪れた方には受け取っていただけるのではないかと思っています。

「受け継いで私らしさをブレンドして次世代に繋ぐこと」それは単に、建物を受け継いでヒーリングのサロンを運営するというだけの意味ではありません。


私の得意なこと、それは『復活させること』にあると思っています。

たとえば、愛犬モモは何度も危篤状態になりながらも、何度も復活してくれました。

母も大病を患ったし、夫も独身時代体調不良だったのですが、今はとても元気です。

お客さまの中にも、心身に深刻なダメージを受けながら生命力を復活してくださる方はたくさんいらっしゃいます。

身近な存在の復活のために、愛や生命力を蘇らせるのが私らしさなのかもしれません。


だから結局は、私が風の時代に自分らしさを発揮して次世代に繋いでいこうとしているのは、愛や生命力を蘇らせるエネルギーなのかもしれません。一人ひとりの中に愛の種を蒔き、その人が生き生きと輝けば、いつかその種が花開き、実り、また種を落として繋がっていく。

それがきっと、意識して頑張らなくても、私が私のままの自然体でできることだと思うのです。

サロンで心を込めて施術するのはもちろんのこと、シンプルでごくあたり前の

地球を大事にする
自分を大事にする
環境を大事にする
思いやりを持ってまわりを大事にする

といったことを伝えていきたいです。
それが愛の種となります。
私が蒔いた愛の種が、私が知らない遠いところまで無限に広がっていったらいいな。
そして、

生きるって、おもしろい！
楽しい！

そんなふうに体感できる人が、世界中に溢れる未来を夢見ているのです。

私らしく生きること

私が大きく変わったのは、私が生まれた環境、性別、肉体的条件、自分自身の魂と家系が刻んできたカルマを受け入れてからです。

若い頃、もうこの世を離れた超能力者のような友人に「私にひとつアドバイスをするとしたら？」と聞いたら、別れ際に、

抵抗するな

と言い残して去っていったのが印象的でした。

その当時は、なぜこんなに心が不安定なのか理解できませんでしたが、今ではその言葉の意味がよくわかります。

抵抗するのをやめて、私が「わたし」を受け入れ始めた時から、魂が肉体に落ち着き、心が穏やかになり、そして調和へと向かい、やがて人生で起きる現象化も、好転していったのです。

「私の人生は私のもの。家のために生まれてきた訳ではない」と両親に主張して戦っていた時代がありますが、今では私の人生は私だけのものではないと思っています。

私は、先祖たちが紡いできた長い歴史の中で与えられた命であり、お腹を痛めて生んだ子どもはいなくとも、私の後に続く次世代にバトンを渡す……そんな気の遠くなるような悠久の時間の中に存在している、一瞬の生命なのかもしれないなぁと思うようになったのです。

抵抗している時には達成できなかった、私にしかできないミッションを叶えるためには、先祖が紡いできた長い歴史を受け継いで、そしてそこに私らしさをブレンドしていこうと思いました。

そのためにもまずは、

私らしく生きること。

先祖や家族に対する感謝と思いやりで、今できる最大の、平和への祈りのような日々の営みのために、工夫を重ねること。

これらを意識しながら、私の「気づき」と「意図」や「思い」をどうブレンドしていくかに、試行錯誤を重ねながらここまで一歩一歩進んできました。

今では家族とも、意図をひとつにまとめることができ、みなが協力してくれています。そして、受け継いだ場所を活かしてＨＡＬＥ ＰＬＵＭＥＲＩＡを癒やしの聖地のようにすべく、場づくりに励んでいます。

この土地に宿る神様や先祖から託された思いを受け取り、平和と豊かさ、そして愛を拡げていくハブとなれるようなパラダイス作りを、家族の協力のもと日々コツコツ行っています。

抵抗や分離のエネルギーを帯びていた時には、身動きすら難しかった私でしたが、カルマを受け入れたことで新しい選択が可能になりました。そして、愛と受容のエネルギーで築かれていく新しい世界が、さらにこの先に広がっているのを感じ、ワクワクしているのです。

これからもさらに進化成長を続けていけば、今の信条の枠からさえも外れて、さらに未知なる新しい私と出会うことができるのかもしれません。

どんどん本質の私に出会い、やがて心が解放されていくことを願わずにはいられません。

これは私のやり方で、正解ではないかもしれません。

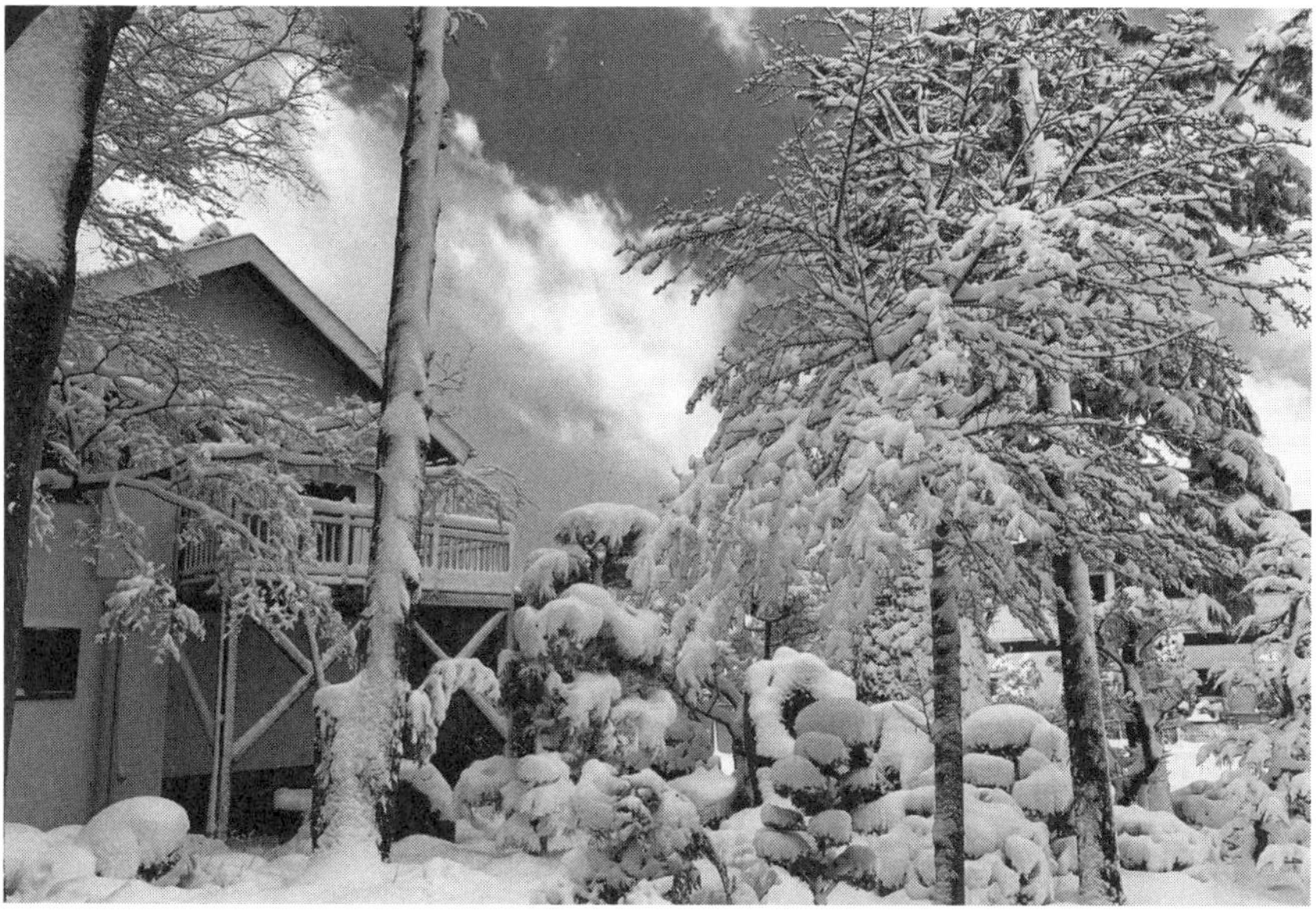

今、子育てや介護に追われ、「私らしく生きる」ことが無難しいと感じている方もいらっしゃるでしょう。もし今すぐ思うように環境が整わなくても、焦らなくて大丈夫です。まずは目の前の「今やるべきこと」に心を込めて取り組んでみてください。「何も咲かない寒い日は、下へ下へと根を伸ばせ、やがて大きな花が咲く」という言葉が私は好きです。今はまだ目に見える変化がなくても、大切な準備の時。あなたの中に育まれている力はきっと未来に花を咲かせてくれます。

これから歳を重ねていくことで、頑なになっていくのではなく、どんどん軽く、自由に軽やかに、柔らかくなっていけること、それが私の理想です。

音の重要性
~サウンドヒーリングと私~

「宇宙のあらゆる生き物は可視・不可視にかかわらず、お互いに繋がっています。そして波動を通じて、あらゆる存在レベルでお互いが伝達しあっています」『音の神秘（平河出版社　1998年　ハズラト・イナーヤト・ハーン著）』より

アロマテラピーから癒やしの世界に入った私は、ヒーリングのツールとしても香りをメインにつかってきました。

今は香りに加えて、〝音〟も重要視しており、シンギングボウルをメインに据えたサウンドヒーリングのセッションを行っています。

「シンギングボウル」とは、チベット密教の高僧が儀式に用いる法具のひとつで、静寂の中で魂を研ぎ澄ませ、瞑想状態に入るための道具として3000年も前から使われており、その優しい音色や響きで人々の心や身体を癒やしてきたものです。鉱物資源が豊富なヒマラヤ山脈を囲む、中国チベット自治区、ネパール、ブータン、インドの4つの

国々で、それぞれの文化に合わせた使い方で発展しています。自然界の産物である鉱物で作られたシンギングボウルの音色は、大地や自然のエネルギーと繋げる力に秀でていると私は感じています。

私が音の持つヒーリングパワーに気がついたのは、2012年、「シンギングボウル」のヒーリングセッションを初めて受けた時のことです。

私は、セッション中に音とバイブレーションが身体に響いて、深いリラックスに入り、眠っているか、起きているかの狭間で最高に気持ちの良い状態になりました。身体に電気が走ったような衝撃を受けて、びっくりして意識が浮上しました。

そしてその後、聴力がとても鋭敏になり、鼓膜が一枚剥がれたのかな？　と思うほど、いつもに増して美しい音が脳内に響き渡り、うっとり……それはまさに、天上界にいるかのような美しい音でした。

その感覚に驚いて瞼を開けると、視覚的にも驚くべき変化がありました。うまく説明できるかわかりませんが、自分のまわり全体が一体化して見えたのです。

置かれた大小いくつものシンギングボウルや人、部屋の棚、置物など周囲のものが個々に存在していながら、エネルギーが虹色のように重なり合って、美しい波のように漂っているのが見えました。

その時の私の周波数はきっととても高い状態だったのでしょう。「今までで紛れもなく最高に幸せで満たされる」感覚を味わいました。

恐れや不安が一切ない状態でこの世の美しさに浸り、愛の周波数を全身に浴び、さらに自分からも同様に放出されているのがわかりました。神様なのか、あるいは高次元にいる自分自身なのかわからないけれど、そのような存在と統合された感覚だったのです。

この一瞬で、「ワンネス」を味わうことができたのです。

ワンネスとは、スピリチュアルの世界で「この宇宙に存在するすべてはひとつに繋がっている」という哲学的な概念です。ワンネスの状態では、平和で一人ひとりの魂が慈悲深く、優しさと愛に満ち溢れた世界が実現します。

それまで、知識の上では理解していましたが、まさにこの時にワンネスの状態を体験したわけです。そして、その体験の扉を開いてくれたのはまぎれもなく〝音〟でした。


おそらく音が何らかのポータルを開き、右脳が活性化した状態だったように思います。音は、チャンネルを切り替えるすごい力があるのだと体感を通して気がつきました。

その後、左脳が少しずつ目覚め始め、論理的にこの状況を分析し始めたところで、徐々にオーラは見えなくなり、聴覚も日常的な感覚に戻りました。

この体験で、音が大きな癒やしになることを実感しました。古代でも先祖と繋がったり予言を受け取ったりする儀式の時に太鼓を鳴らすなど、音が重要な役割を果たしているのにはなんらかの意味があります。

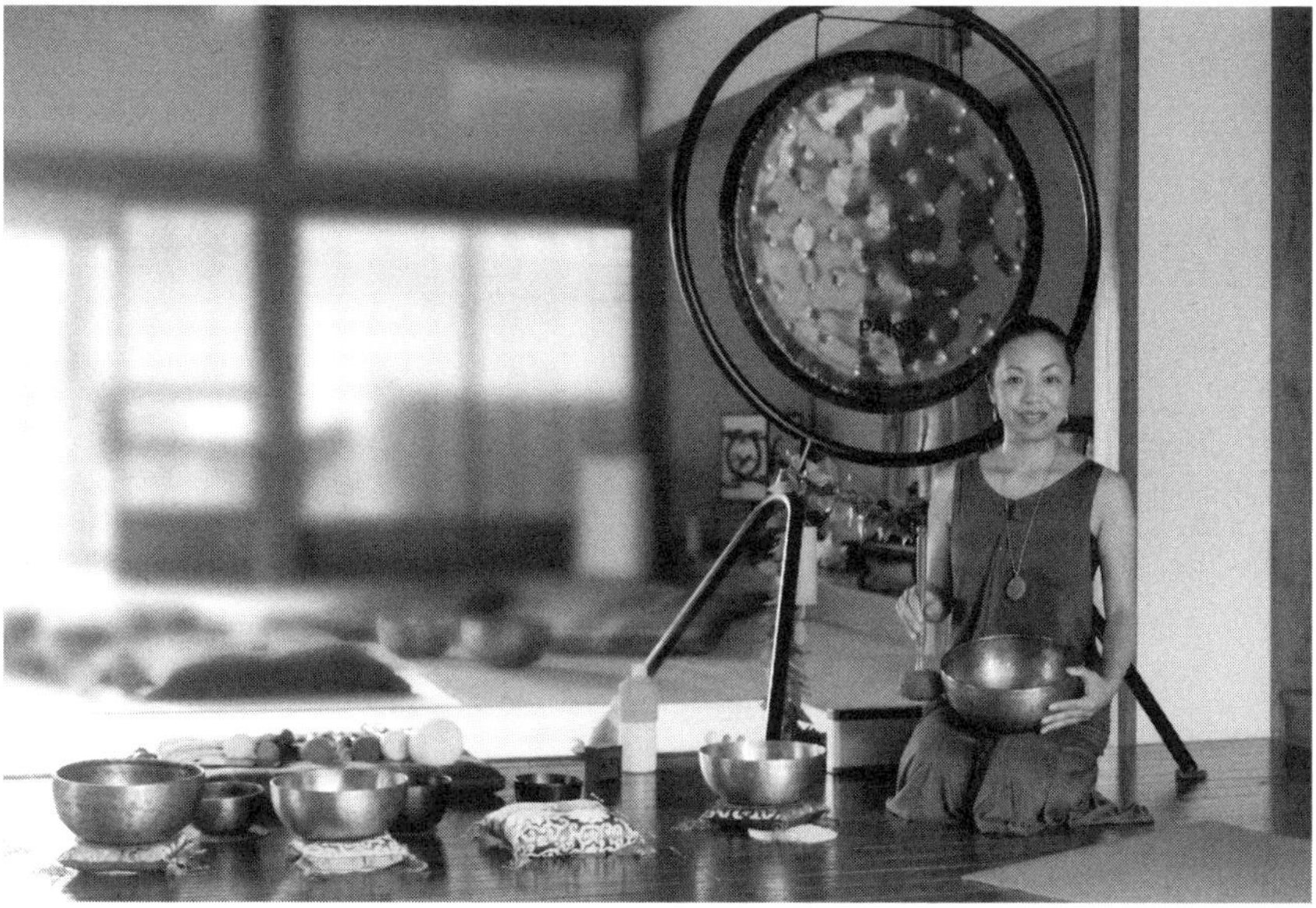

サウンドヒーリングの特徴は「音のバイブレーション」と「浄化」と「調和」する力です。横になってリラックスしていただいた身体のまわりに、ゴングやシンギングボウルを配置し、音と振動のゆらぎによる心地よい浮遊感を体感していただきます。さらにシンギングボウルを直接身体の上にのせて、音とバイブレーションを響かせ、気の滞りを流していきます。音（周波数）を使ったヒーリングが、今後人々の健康を支え癒やすために主流になってくると言われています。

しかし、それらを知識だけ学んで使っていくだけでは、不調や病気の原因を改善することには至りません。

自らの意思で、地球や身体と密接に繋がり、グラウンディングして生きることがとても大切です。そうすることで、優れた音を使った治療が、さらにその効果を発揮し、病んだ心身を癒やすことに繋がっていくのです。

私が師事した五十嵐康夫先生は、「音の持つパワーは強力なので、使い方を間違えると兵器にもなる。音はさまざまな感覚に影響を及ぼすため、調和のバイブレーションを微細に感じ取りながら美しい音色を奏でるように」と教えてくださいました。私はその教えに共感し、美しい音を奏でられる存在になりたいと願っています。そして、自分から発せられる周波数が、誰かの心に調和を生み出す美しいものであるように、意図をもって生きていきたいと思います。

音の物理的効果は人体にも大きく影響します。筋肉、血液循環、神経、どのメカニズムも波動の力によって動かされます。音はどれもみな共鳴を引き起こしますが、人体はこの音の生きた共鳴器なのです。真鍮や銅のような物質はもちろん簡単に音に共鳴しますが、人体にまさる生きた音の共鳴器はありません。音は人体の個々の原子にも影響をおよぼします。どの原子も音に共鳴するからです。そして音は、あらゆる腺、血液循環や脈拍にも影響をあたえます。『音の神秘』より

変化を恐れない

「私はこのような変化が起きるということを知っている」という、前もって変化が起きることを予知しているような、不思議な感覚を覚えることはありませんか？

私は、人生が変化するという感覚や、その予兆をキャッチした時、自分の内側から聞こえてくる声を素直に人生に取り入れれば取り入れるほど、本当の自分の人生を歩めると信じています。

変化は、もともと私たちに備わっている力です。

自分の内側から変化を促す声をキャッチした時、勇気を出して必要な変化を起こせることが、うれしい、楽しい、幸せな人生を自由自在に生きるためのコツだと思います。

もしその時に抵抗を感じて変化を拒んだとしても、本当に変化が必要であれば、サインはくり返しやってきます。

そして情熱の振動数を身体に感じたら、高次元から導かれている転機だとキャッチします。ここでいう情熱の振動数とは、ワクワクする感覚のことです。

目に見えない存在たちから、私たちはいつもサインを送られています。

変化を拒むのは、思い込みや古い観念です。

実はそれらは、自分が手にしているモノ、人間関係、経験や立場、プライドなどへの執着かもしれません。手放したくないという〝エゴ〟と言い換えてもいいかもしれません。ハートからの声ではないとわかっていても、手放すのは怖い。でも、人生が変化するという感覚を覚えた時は、その変化を現実にするために、通過点として大切にしてきたこだわりを捨てる必要も出てきます。

執着を完全に手放すことは苦しくて、不安で、恐れの感情に押しつぶされそうになるのは当たり前で、それは健全なことです。

また、変化を受け入れる気持ちになったものの、「タイミングがよくなったら変わろうかな」と頭の中で考えて先延ばしにすることもよくありますよね。しかし、風の時代はスピードが速いので、タイミングを逃すと、次にそのチャンスが来る保証はありません。

変化するチャンスは、いつも「今ここ」にしかない、ということを理解するのはとても大切です。

ワクワクする情熱を感じたら直感的に動くことも、時には必要だと思います。

そのGOサインやシンクロニシティをキャッチしたら、エネルギーを注いでよいのか吟味した上で、周囲への思いやりを忘れずに、行動に移すことが大切です。

受け取っているのに、思っているだけで、行動を起こさずにいると、高次元からのサポートを信じていないことになり、チャンスをまた逃してしまいます。

勇気を出して執着を手放す覚悟を決めて、ワクワクするほうに舵取りをすると、新しい扉が開きます。

このサイクルをやり続けることで、さらに頻繁にサポートが入るようになります。

そして大事なことは、最終的な結果は誰にもわからないので、結果にこだわらず、理想的なイメージも抱かないことです。

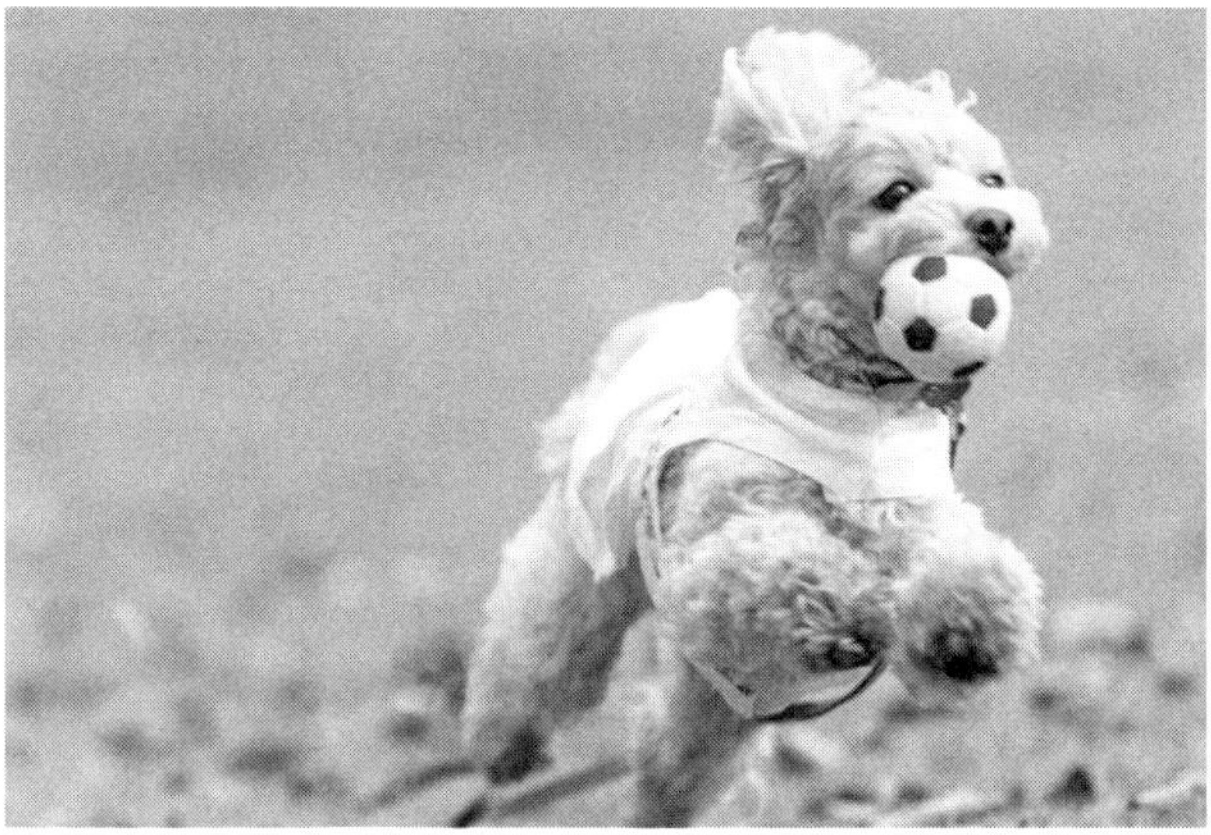

友人にとても素敵な魔法をかける方法を教え

てもらいました。

寝る前布団に入ったら、一日の反省や後悔を思うのではなく、「私にこんな奇跡が起きるなんて!!」と言いながら、あたかも現実に起きているかのような感覚を、全身で感じきってから寝るといいのだそうです。

現実に形として現れる前に、まずエネルギーレベルで変化が起こると言われています。子どものように純粋に、全身に奇跡を信じるエネルギーが伝わると、現象化する可能性が高まるかもしれません。先のことは何も決まっていないし、奇跡は予想を超えたことが起きるので、具体的なイメージは必要ありません。

ぜひ取り入れてみてください。

また、変化を起こした時に、もし望まない結果が起きたとしても、「自分を探求する材料になった」、「ネタができた」とポジティブでいるとその後の成長に繫がります。結果より、そのことで自分自身がどう変化したのかが重要なのです。人生の旅は、目的達成ではなく、旅そのもののプロセスが大切なのですから。

人生のひとつのエリアにだけ集中していると、疲れたり、停滞したりしていくのだそうです。

何かが停滞していると感じたら、思い切って変化を起こしてみませんか?

変わらないこともまた、大切

私の住んでいる長野県北部地方では、大雨が降ると、2019年に各地で大きな被害をもたらした、台風19号の千曲川氾濫のトラウマが蘇ります。

我が家の近くの千曲川支流の川も増水し、家屋は幸運にも浸水はギリギリ免れましたが、とても危険な状況で家族共々避難しました。

私たち家族は家のまわり一帯を、パワースポットにするために、数年掛けて環境を整えてきましたが、この努力も災害が来たら、一瞬で壊されます。

そんな怖さを抱えながら、できる限り美しく調和した環境造りを日々更新していきます。

翌年の2020年にも大雨により、警戒アラートが発動し、できうる限りの水害対策をしてから、避難しました。

車に乗り込む時、振り返って家や庭の樹々に目をやると、置いていくのが忍びなく、とても切ない気持ちになりました。

「命さえあればまたやり直せる」「何とかなるさ」とは思うのですが、やはり積み重ねてきた努力や思い出、調和が壊されるのは辛いし悲しいです。

でもこれだけ気候変動が激しくなると、どこで災害が起きてもおかしくない状況ですし、何かあった時は潔く執着心を手放す覚悟を持っていようと考えさせられます。

気候変動による災害は今、地球と密接に暮らしている人たちや動物たちのもとに起きています。

地球と呼応しているからこそ、大きな影響を受けて、私たちに厳しい現実を見せてくれているとしか思えません。

人工物に囲まれて便利に暮らしていることが当たり前になってくると、取り返しのつかないところまで行って初めて地球の変化に気がつくのかもしれません。

「この状態はおかしい」「何か違う」という違和感を早めにキャッチすることが大切ですが、そのためには時々自然の中に身を浸してみてください。そして、大地や地球の声と意図的に繋がることをおすすめします。

災害以外にもウイルスの感染が拡大していることや、戦争、混沌とした世界情勢のニュースばかりで、一見厚い雲に覆われているような現実社会です。

また一方では、こんな時だからこそ「自分自身」のアイデンティティや健康について深く考え、「古代の叡智」にアクセスしたり、目に見えないエネルギーレベルでのアップデートがどんどん進んでいるように感じます。

昔、長野駅前でサロンを開いていた頃のこと。店先の植木鉢に、とてもきれいな緑色の小さなアマガエルが棲み着きました。真夏の太陽に照らされるカエルさんが心配で、水浴びができるような小さな器を植木鉢に入れました。

しかし休憩中に外に出てみると、カエルさんは植木鉢から飛び出して窓枠にいたのです。よく見るとカエルさんの身体の色は、美しい緑色から黒い窓枠に馴染むようなグレーに変わっていました。

私はカエルさんを炎天下の窓枠から植木鉢に戻したのですが、翌日も窓枠に……。それをくり返すうち、グレーの色がどんどん濃くなって、きれいな緑色の面影はなくなってしまったのです。

それを残念に思っていた時、ふと私の耳元に囁くようなメッセージが下りてきました。

「環境は大事だよ！」

つまり、「カエルの保護色が変わるように、人間も環境によって知らず知らずのうちに人格や周波数を変化させられているんだよ」ということだと理解しました。

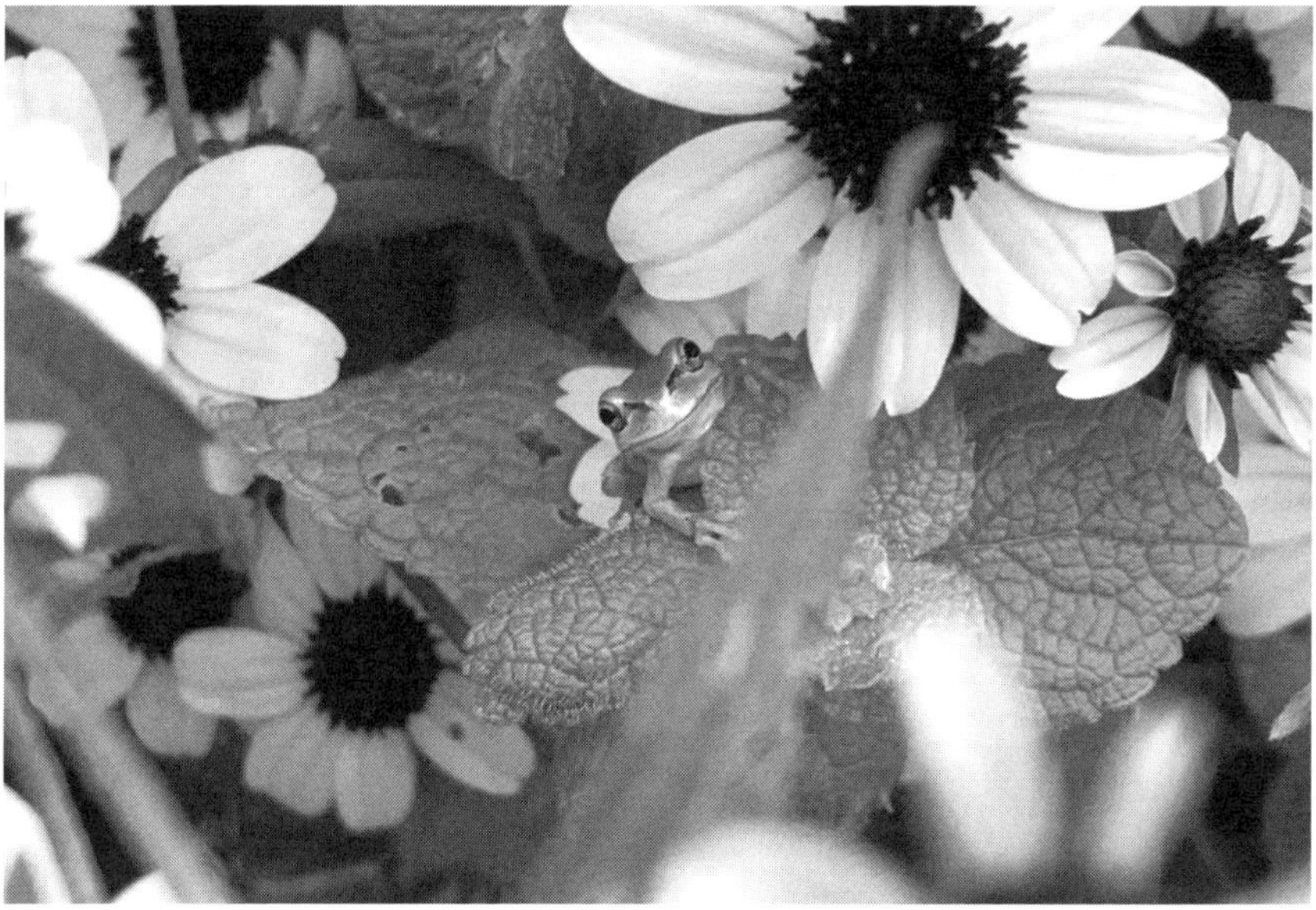

カエルは外敵の目をくらますために、環境の変化に応じてホルモンが働き、まわりと同化できる色に変化するそうです。自分を護っているわけですね。

人間も、環境の変化に応じて言動や思考を変化させて身を護る生き物なのかもしれません。でも、変化が続くと本来の自分らしさを失ってしまうと思います。

まわりに適応するために自分の色をころころ変えずに、本来の自分の色をきちんと知って、それを大切にする生き方をしたい。

そう思えるのは、大雨が降った夕暮れ時に去って行ったアマガエルからのメッセージのおかげだと思っています。

ジャッジをしないこと

私たちは無意識のうちに、「これは正しい、こちらは間違っている」「これは良い、こちらは悪い」「これは好き、こちらは好きじゃない」と、ジャッジしがちではありませんか？

ジャッジは、特に人間関係の中で起きる出来事や、やり取りの中で、自然に湧いてくる感情や思考ですが、これは自分のせまい世界の中での体験に基づいた思い込みから端を発していることがほとんどです。

だから、人によって同じ出来事に対してもジャッジが違うことがあります。ジャッジの裏側には、その人の承認欲求や嫉妬心が潜んでいるかもしれません。あるいは、恐れや不安、怒りや苛立ち、マウントを取ろうとする意図や被害妄想や臆病によるジャッジもあるのではないでしょうか。

また、別の視点では、ジャッジされることを恐れて、本来の、ありのままの自分で現れることが困難になっている場合もありますよね。

他人の視線や言動によって、「何が正しいのか、間違っているのか」「誰の意見に従うのか」「誰に認められたいのか」……と、頭で認識する状態から出るために、内なる感覚に意識を向ける練習を積むことは、自分らしく生きる道を拓きます。その自分らしく在るための練習には、日々の出来事や感情や思考をノートやブログに書きだすことが役に立ちます。客観的に認識することができると、自分の感情や価値観に忠実である意識を育み、自分軸を強化します。

ジャッジはしないほうがいい。

それを頭では理解できていても、日本の教育システムの中では人と比べて自分の位置を判断してきたため、気づけばジャッジすることが身についてしまっているのです。

そして私たちはその悪い癖を、謙虚さや反省を隠れ蓑にしながら肯定しようともがくのです。

そう考えていた時に、素敵なものさしをくれた人がいました。

『五蘊《ごうん》の糧』という本の著者である夕実さんです。ついジャッジしてしまいそうな時には、「善と悪」でジャッジするのではなく、「自然か不自然か」のものさしを持てばいい。そして「自然だ」と思ったことをチョイスしていく。

なるほど！　これまでの私にはない視点を教えていただきました。確かに、「自分にとって自然に感じられるか否か」であれば自分らしい道を選択していけるし、こちらが上から評価するようないやらしさもありませんよね。

人目を気にしながら、善悪に囚われた思い込みで判断するより、「自然と受け入れられる」「違和感がない」という感覚を大事にしていきましょう。

また夕実さんは、「言っていること」「やっていること」が一致しているかは人から見てもわかりやすいけれど、「言っていること」と「思っていること」が一致していることはその人にしかわからない。

でもこれが一致していないと、整わないのだと。

「思っていること」「言っていること」「やっていること」この三つが三位一体になると、魂の進化プログラムが急速に進んでいくのだと教えてくれました。

社会で上手くバランスをとるために、今までは三位一体は難しかったかもしれませんが、これからの風の時代は、この三位一体を体現して、自由に生きていく人が増えていくのだと思います。そういう素敵な人に出会えると、こちらも勝手に周波数が上がります。

私も「思っていること」「言っていること」と「やっていること」を一致させて軽やかに生きていきたいなと思います。

二元論で考えないこと
光と闇、対極にあるものはひとつで繋がっている

女性性と男性性。陰と陽。光と闇。

世の中には、このように対極に位置しているものがありますね。対極にあるからと言って、相反する二元論としてその二つを扱うよりも、「バランスを取る」「うまくミックスする」「中庸である」ことを目指し、最近では試行錯誤を繰り返すようになりました。たとえば、夫とのパートナーシップを育みながら、それぞれの中にある男性性と女性性のバランスを取るとか、自分の中の光と闇を受け入れて統合していくなど、今まさに旅の途中といった感じで、うまくいかないことも多々あります。

どんなに魅力溢れる才能に恵まれた人だとしても、外側に自分をどう見せるかに意識を向け過ぎてしまうと、自分の本質と、外側に見せる姿との不一致による歪みが、どんどん大きくなってバランスを失ってしまいます。

これもまた、対極にある光と闇のようなもの。その二元論の不調和は、エネルギーを

消耗させ、枯渇させせます。

光と闇エネルギーはどちらも源は同じ。誰もが、自分の中にある両方を受け入れるところから何かが変わるのではないかと思います。


私はフラワーエッセンスのセッションの際、トートタロットカードのリーディングを取り入れることがあります。

トートタロットカードは、占星術や四元素、生命の樹など、さまざまな要素を含んでいる神秘的なカードです。

私が師事した浅田誠一先生のトートカードリーディングでは、その人の意図や価値観を尊重しながら、可能性を信じ、運命を切り開くためのご神託を受け取っていきます。

このリーディングでは、相手に対する先入観を捨て、対等な目線で向き合うことを大切にします。その結果、純粋で調和の取れた場が生まれ、自然や地球、宇宙からのサポートがおのずと流れてきます。問題解決を目的とするのではなく、その人が本来の自分に戻るためのサポートを提供するものです。


占星術では、一人ひとり生まれてきた時の星の配置によって、刻まれたエネルギーがあり、生まれた環境、性別、肉体的条件、魂や家系のカルマも含めて、個性的な運命があると考えます。

誰しもが、大なり小なり、調和と不調和、光と闇をもってこの世に生を受けます。

でも、人との出会い、信じるもの、育まれた感性により、生きる人の意図や思いが変われば運命も大きく変化します。

私たちは、人生の中でさまざまな出会いと別れを経験します。

たとえば智慧を授けてくださる師、大切な家族やペット、そして高次元の存在……そんな愛を与えてくれる存在とは別に、自分の中に潜む闇を意識させる、一見すれば敵のような存在にも出会います。嫌な感情を与えてくる人は、むしろ人生において大切な気づきを促してくれるなくてはならない存在なのです。

そんなさまざまな出会いを繰り返しながら、自分の内側と向き合い、内に抱えていたネガティブな思いを、ポジティブなものに昇華させることができた時、カルマは解消され、結果、運命が好転していくのです。

肉体を持って生きている間、自分自身がどう生きるかで、家系の系譜を癒やし、カルマを解消するチャンスを私たちは皆等しく持っているのです。

私たちは、生まれてくる時に刻んできた運命を受け入れて、活用できれば調和へと向かいます。

しかし、カルマに飲み込まれて、心の闇に支配されれば不調和が続きます。

自分の人生で不調和と感じていることやカルマは、与えられた使命へといざなう、導き手なのかもしれません。

カルマは断ち切るものではなく、より魂を成長させるための導き手として、正直に向き合ってみることが大切なのかもしれません。

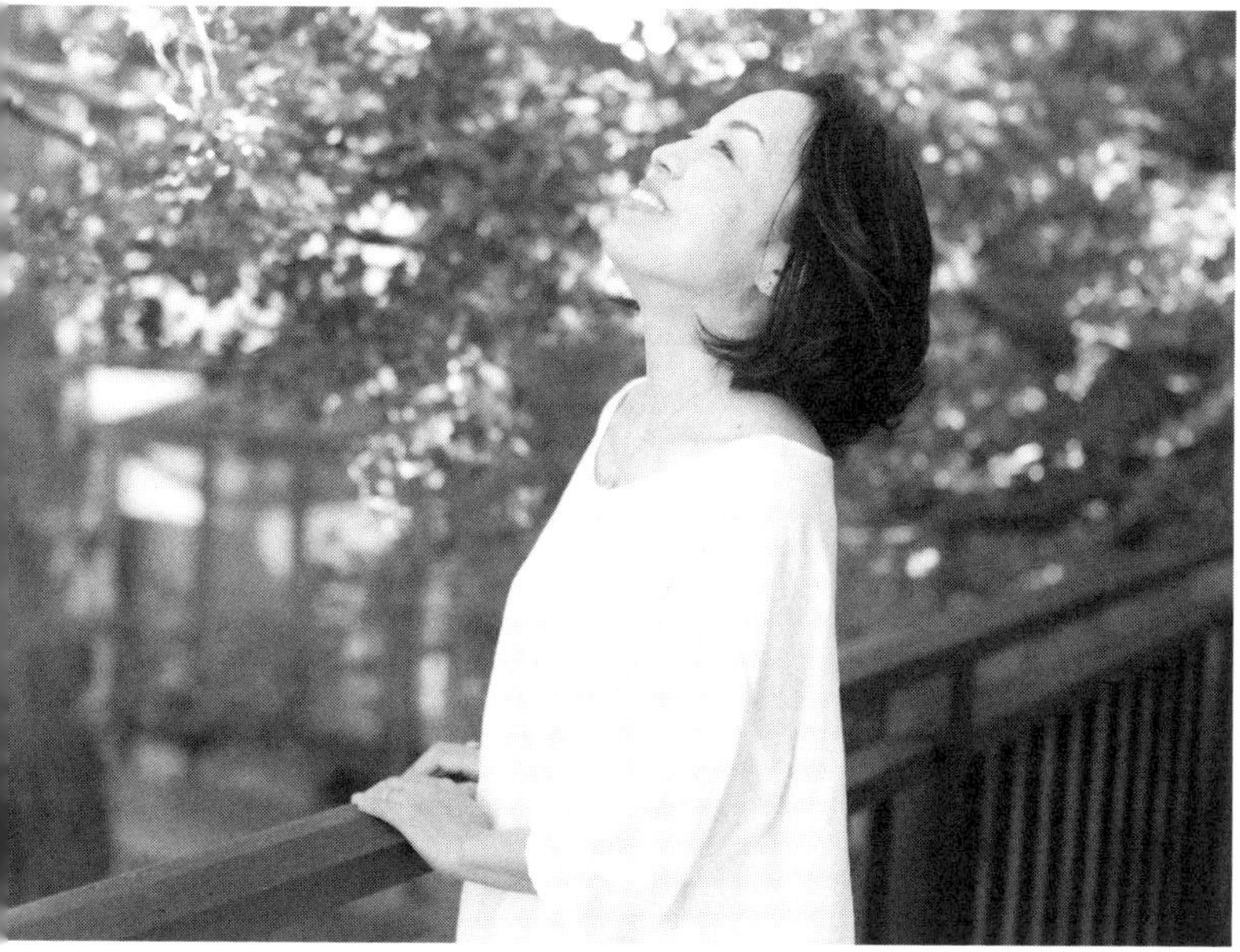

すべては完璧な流れで起きている

生きていれば誰にでも、辛いことや悲しいことに向き合わなければならない時があるはずです。そんな時、みなさんはどう気持ちを整理して切り替えますか？

私は、ハワイの古代の教え「ホオポノ・ポノ・ケ・アラ」より、この言葉を大切にしています。

その言葉は、

「すべて正しい時に、正しい場所で、正しい存在に起きる」

先祖や神々と通じていた古代のハワイでは、「過ち」という観念が存在せず、「正しいことをさらに正しくしていく」だけだったのだそうです。『アロハ・スピリット ～笑顔の幸則～（カミムラ・マリコ著 ナチュラルスピリット 2016年）』より

生まれてきた時、私たちは宇宙と繋がっていました。本当は自分の人生の旅路をワクワク楽しむために生まれてきています。一度きりの人生だから、直感に耳を傾けて全肯定で生きていきたい。

そうやって素直に生きることができたら、幸せが現実化すると私は信じています。

もし今あなたが不満を感じているなら、「今の状況を通して、自分は成長しているだろうか？」と自分に問いかけてみてください。

親のせい、家族のせい、会社のせい、社会のせい、国のせい、世界のせい……もし誰かのせいにしているとしたら、自分の内側を見つめてみてください。またたく間に過ぎていく日々だからこそ、自分を見つめる時間が必要です。

完璧な流れを邪魔しているのは、本当は自分自身であることが多いように思うのです。

心が喜ぶことを選択しましょう！

一度きりの人生だから、

心の声に耳を傾けて直観を大切に生きてみませんか？

きっと心の声を信頼していれば、正しい時に、正しい場所で、正しい存在に必要なことが起きてくると私は信じます。

変化は予想外であればあるほど、心に従って生きていくことになるそうです。

朗らかに、明るく、自然に変化していけたらいいですね。

Column④

虹の戦士

ある日、宇宙人が出てきた明晰夢で、HALE PLUMERIAが、今地球人にとって重要なメッセージや叡智を受信できる宇宙ステーションのような場所なのだという啓示がありました。

その時、自分が想像している以上に、私に与えられた使命が、日本や地球にとって重要な意味があるのだろうと感じました。

みなさんは「虹の戦士」の存在をご存じですか？

「虹の戦士」とは、北山耕平氏が翻案として書かれた、病んだ地球や生き物を救うために戦士が現れるというアメリカン・インディアンのストーリーです。

世界各地の先住民の教えが伝えている。

地球が病んで、動物たちが姿を消し始め、人々が健康を失って愚かな振舞いを始める頃、つまり、地球の変化が激しくなって「偉大なる浄化の時」が始まると、伝説や物語や、儀式や、神話や、太古の部族の風習などを、しっかりと守り続けてきた者たちの時代が到来すると。地球上の生命あるものたちの生存のカギを握っているのはその人たちだ。「虹の戦士」とは、その人たちを指す。
虹の戦士たちは、誰からも命令や指示をうけない。戦士は「指示や命令がなければ動けない兵隊」とはまったく異なるからだ。虹の戦士とは、自分が好きになれるような世界を作るために、なにかを自発的に始める人たちだ。正義と、平和と、自由に目覚め、偉大なる精霊の存在を認める存在。日本列島は、母なる地球は、その人たちの到来を必要としている。

『虹の戦士』翻案：北山耕平　原作：William Willoya、Vinson Brown より

【虹の戦士の特徴】は
・自分たちの先祖たちから伝わる伝統的な知恵を大切にする
・目には見えない存在を大切にする
・7世代先の子どもたちのために決断し、行動する
・すべてのものは自分に繋がっていることを忘れない

「虹の戦士」は、自分の本当の声に正直に行動し、たとえ偏見と憎しみの目で見られても、心を強く前に進んでいけば、必ず同じような強い志を持った仲間たちと出会うだろう。愛と喜びを皆の間に広げることだけが、この世界の憎しみを、理解と優しさに変え

ることができる。

私は平和や調和のために行動する「虹の戦士」です。

そして、ＨＡＬＥ ＰＬＵＭＥＲＩＡは全国から「虹の戦士」が集まり、地球にとって大切なメッセージを分かち合う特別な場所です。

毎日心掛けたい13のこと

①毎日朝起きたら意識的に光を浴びる。光を信頼する。『光』

②美味しい水をたくさん飲む。『水』

③土を愛し、土の反応に耳を傾ける。『土』

④自分の言葉を聞き、どんな言葉を発しているかで自分の状態を知る。『音』

⑤呼吸に意識を向けて、心地よい深呼吸で新鮮な空気を体内に入れる。『空』

⑥毎日、セージやフランキンセンス樹脂などを焚いたり、好きな香りの芳香浴で余分な感情やエネルギーを解消する。『火・煙・香』

⑦自分自身の身体を一番に愛し、癒やし、整える。『自分・身体』

⑧自分の地所を愛し、聖なる場所とみなして歩く。『大地・地球』

⑨地球に私が求めている幸せを知らせる。『希望の種』

⑩ 子どものような無邪気な心で出来事を見つめ、動物・植物・鉱物と交流する。『自然』
⑪ ご先祖様や目には見えない存在への感謝。『ご先祖様・高次元の存在』
⑫ 次世代を担う子どもたちのために決断し、行動する。『次世代を担う子ども』
⑬ 家族やパートナーと愛と感謝で繋がる『家族』

すべてが調和した瞬間、エネルギーは螺旋を描くように上昇し、地球、自然、宇宙から私たちのために無限の器が用意されます。その時光が満ち溢れて、想像を超えた神聖で美しい世界が広がるのかもしれません。

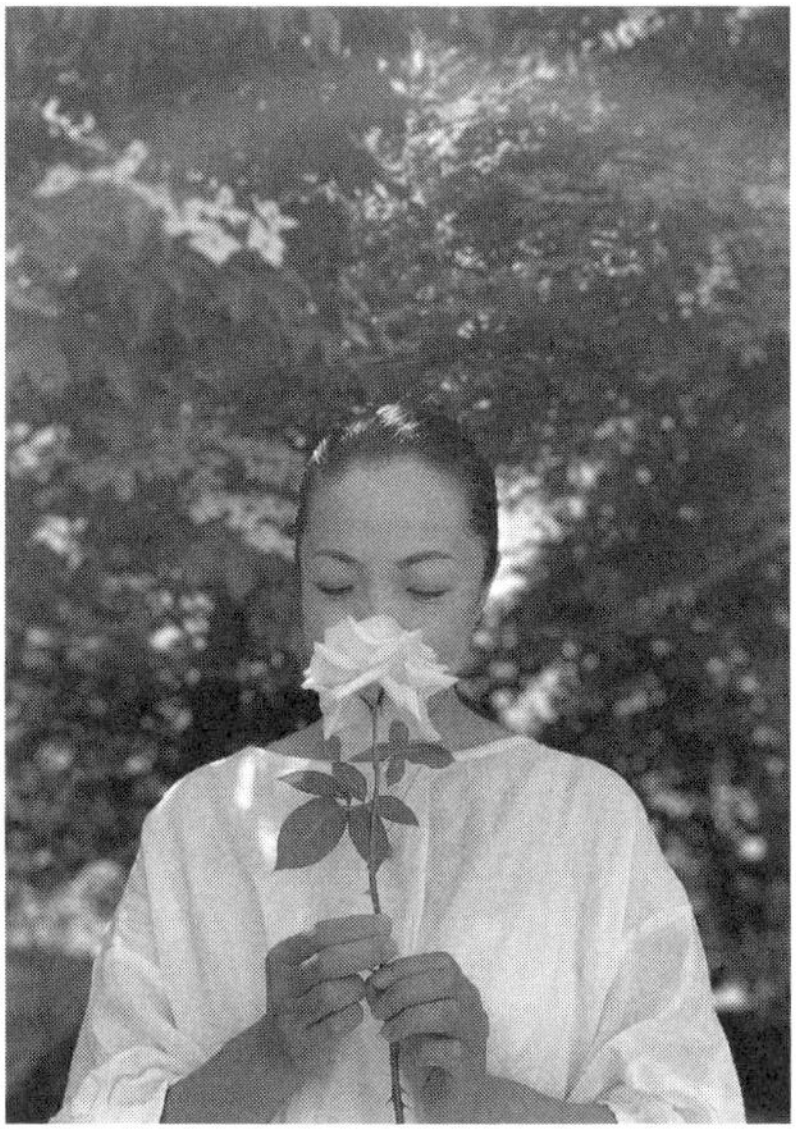

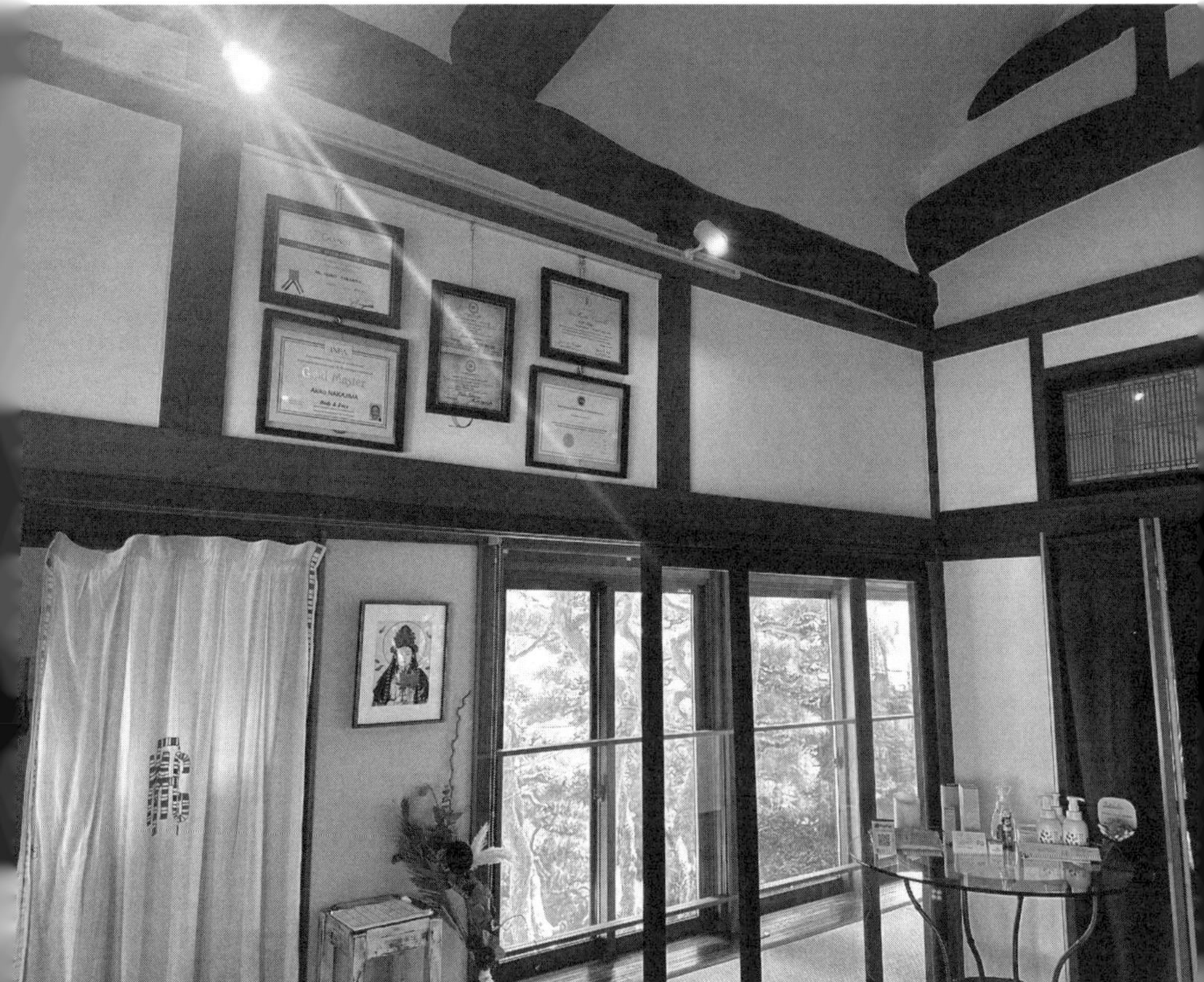

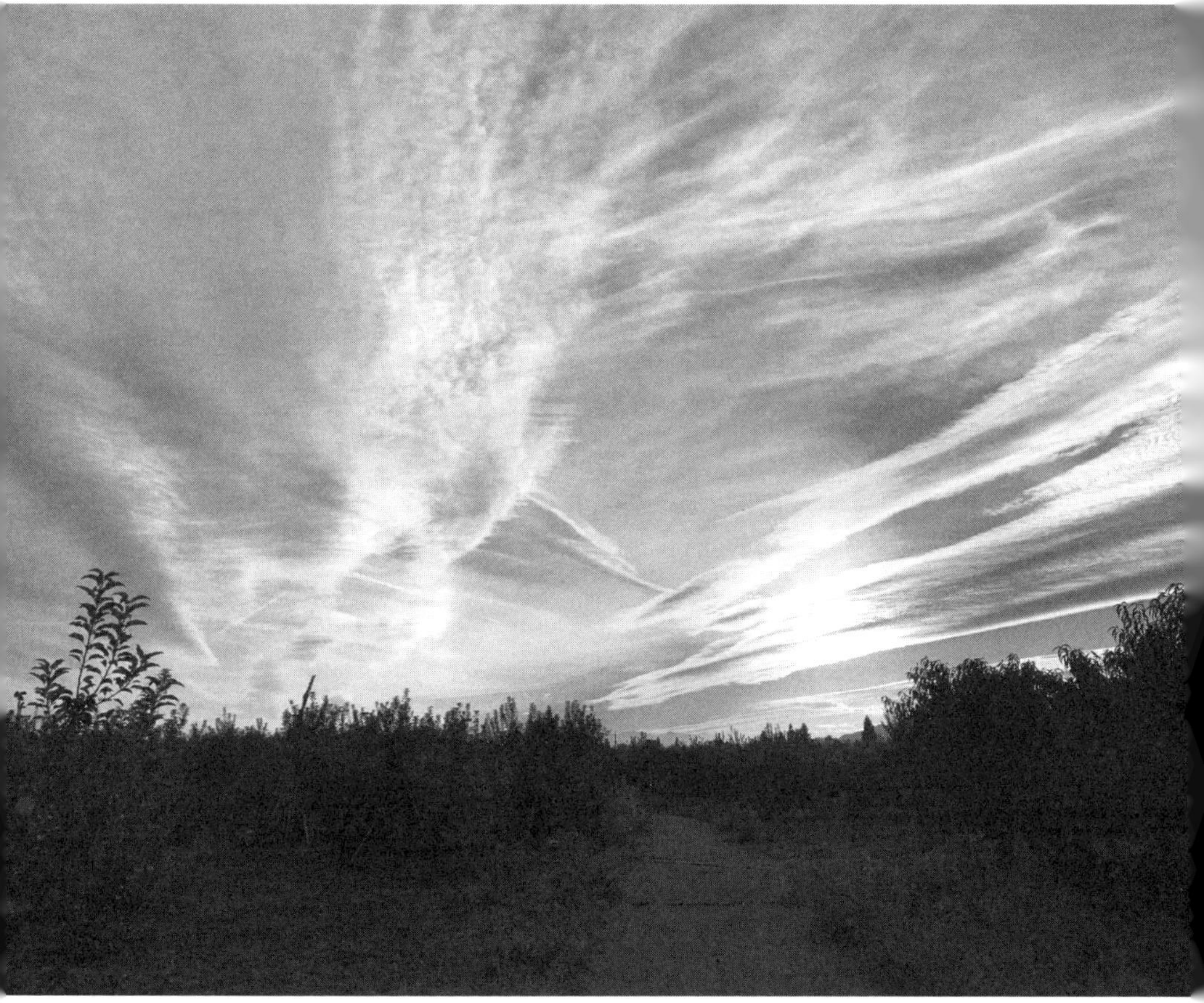

EPILOGUE

世界はひとつに繋がっていて、すべては私たちの中にある

私の本を手に取って読んでいただき、ありがとうございました。

本書に、大切にしたい心の在り方やものごとの捉え方、自然との向き合い方、まわりへの愛などを詰め込みました。

書き終えた今、それらすべてが「ワンネス」に繋がっているのだということを、改めて強く感じています。

Ｃｈａｐｔｅｒ５で、私がシンギングボウルのヒーリングを受けた時、目に見えるすべてが虹色に繋がっていたという体験をお伝えしましたが、これがまさに、「ワンネス体験」だったと思います。

この無限の宇宙の中の地球という星に生を受けた私たち。それぞれ個性のある存在ではあります。

でも、実は私たち人間も、他の動物や植物も、自然も、命を持たない物質も、すべてひとつの宇宙の中で繋がっているのです。日常生活では、自分もまわりもそれぞれ別個

の存在として独立しているように見えたとしても、本質的にはひとつ。つまり「ワンネス」である！　このことに気づくと、心が安らかになります。

大きなワンネスの中の一部である私たちは、本来はそれぞれ競い合ったり争う必要のない平和な世界にいるんですよね。

そんな世界の中で、私が何より大事だと思うのは、「自分には関係ない」ことなどないということなのです。

本文でも触れましたが、私たちが日々の生活の中で感じたり考えたりすること、そして行動は、実は想像以上に地球全体や宇宙の調和に至るまで、大きな繋がりと影響力を持っています。

だから「自分さえ良ければ」という考えを手放し、周囲への愛で、自分自身も含めたすべてを癒やし、より豊かで調和の取れた世界に変える力を持っていると私は信じています。


さらに、すべてがひとつに繋がっているのと同時に、自分の中にすべてがあるということも、最後にお伝えしておきたいです。

本書は5つのＣｈａｐｔｅｒに分かれていますが、それぞれのタイトルは、実は私たちが存在するうえでなくてはならない大切な要素を自然と呼応させて表したものです。

Chapter①　樹　植物、生命を宿すもの……エネルギー
Chapter②　光　愛と光り輝くもの……魂
Chapter③　大地　土、地球そのもの……身体
Chapter④　水　愛、命の源……血液
Chapter⑤　風　軽やかに、生きる……呼吸

植物はエネルギーであり、光は魂であり、大地は身体、水は血液、そして風は呼吸です。つまり、私たちの中に自然のすべてがある。それは私たちの中に世界があるということであり、もっと広く捉えれば宇宙があるということにもなります。

すべての繋がりの一部であると同時に、すべてを内包している私たちが紡ぐ一人ひとりの音色が美しい響きでありますように。

これからも私は、この世界を愛し、大切にする気持ちを持って、私の在り方を探求しながら体現し続けます。どうぞみなさん、ＨＡＬＥ　ＰＬＵＭＥＲＩＡに会いにいらしてください。

最後になりますが、

私と出会い、人生に影響を与えてくださったすべての方々に心から感謝します。この本にお名前を掲載させていただいた皆様、掲載することはできなかったものの、これまでご縁をいただき、私を導いてサポートしてくださった皆様にも感謝します。

喜びも悲しみも共に分かち合い、いつも傍らで見守ってくれる家族や目に見えないサポーターにも感謝します。そして私をママにしてくれた愛犬モモ、キャンディ、心からありがとう。

この本の完成に向けて、私の感性を汲み取り、数々のアイディアや細やかな編集作業でサポートしてくださった編集者の坂本京子さん、長野まで足を運んでくださり、編集に協力してくださった尾崎久美さん、そしてこの本を形にするために尽力してくださったクローバー出版の蝦名育美さんに、心から感謝の気持ちをお伝えいたします。

最後にわたしにもありがとう。

２０２５年３月　中島 彰子

HALE PLUMERIA に
会いに来てね！

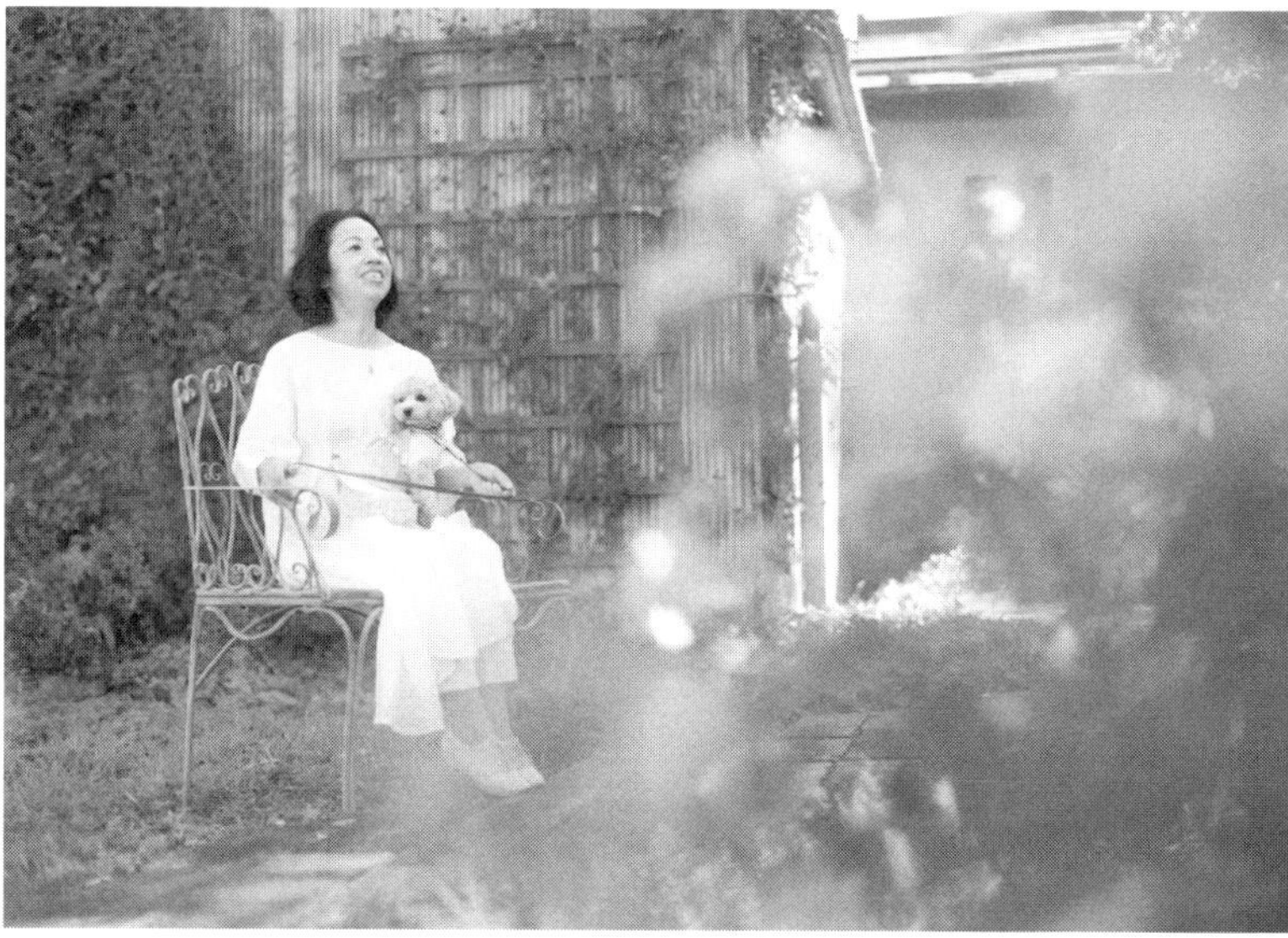

HALE PLUMERIA
Instagram

HALE PLUMERIA
ホームページ

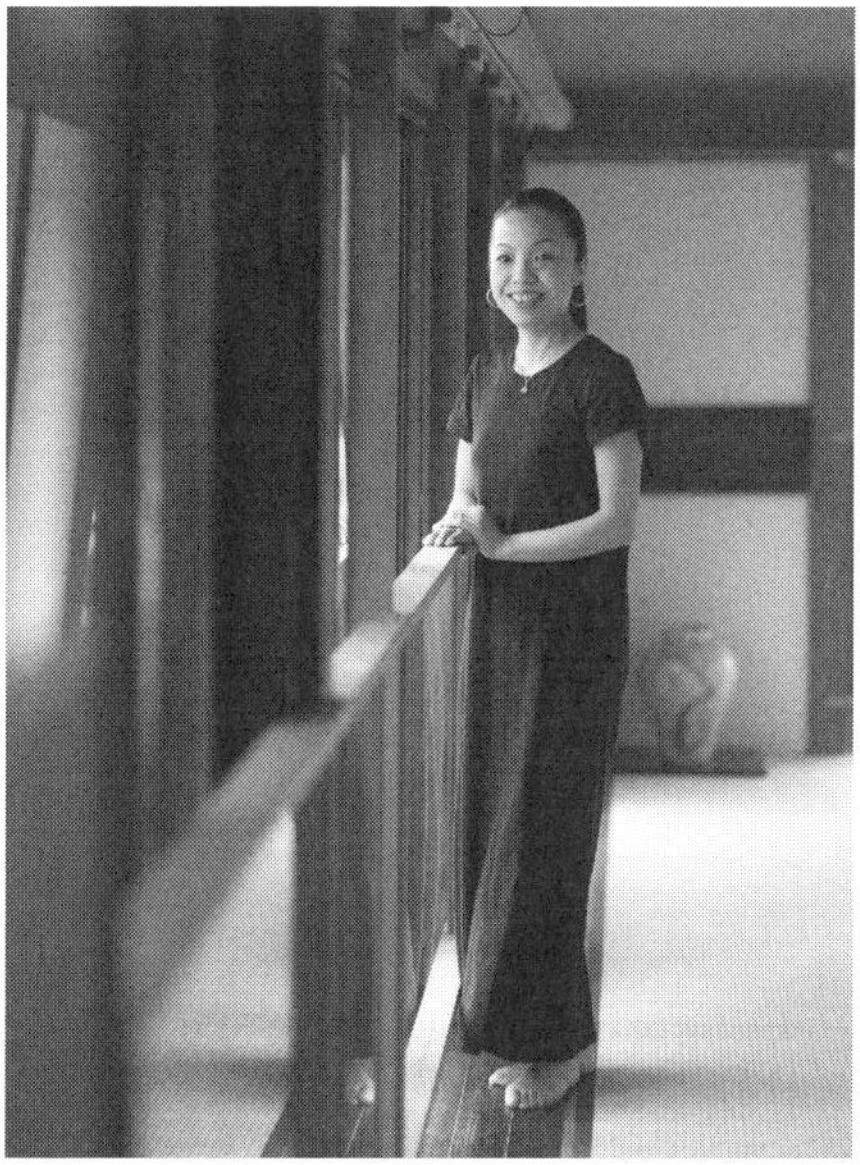

中島 彰子 (Akiko Nakajima)

HALE PLUMERIA 主宰
英国 IFA（国際アロマセラピスト連盟）認定アロマセラピスト
INFA 国際認定エステティシャン・ゴールドマスター
ニュージーランドフラワーエッセンスプラクティショナー
AFP（アート・オブ・フェミニン・プレゼンス）認定テニュアティーチャー
GONG & SINGING BOWL 奏者

1972年生まれ。大学卒業後、英国 Vibat アソシエイツ 日本校を卒業、英国IFA認定アロマセラピスト資格習得。東京の人気サロンでの勤務を経て、2000年３月、長野市南千歳町に Aromatherapy Plumeria をオープンし、14年間経営する。2014年４月、生家に残る古民家を改装し、新しくHALE PLUMERIAをリニューアルオープン。自然に囲まれた静かでゆったりとした環境で、ラグジュアリー感のある施術と心を込めたサービスを提供している。また、女性達が自信を持って自らの力で輝く人生を選択する意識を育むためのワークショップを開催している。2023年秋より、最先端の波動療法部門を夫と共に立ち上げ、夫婦と愛犬でお客様の健康と平和をサポートしている。フラダンスと旅、愛犬とのひと時、人と心を通わせること、そして常に最先端の自分をアップデートすることを喜びとする。

STAFF

装丁・DTP　宮澤来美（睦実舍）
写真協力　五十嵐康夫、今井晶子、塩田賢二、紫峰、
仲上美和、横山富貴子、丸山順子、
目良光、中島正樹、みゆき
校正協力　伊能朋子
編集協力　尾崎久美
編　　集　坂本京子　蝦名育美

Aloha ʻUhane
喜びの中で魂が生きたい自分を生きる

初版1刷発行　2025年3月20日

著　者　中島 彰子

発行者　小川泰史

発行所　株式会社Clover出版
〒101-0051
東京都千代田区神田神保町2丁目3-1
岩波書店アネックスビル　LEAGUE神保町301
電話　03 (6910) 0605
Fax　03 (6910) 0606
https://cloverpub.jp

印刷所　日本ハイコム株式会社

ISBN978-4-86734-247-3　C0011

本書の内容に関するお問い合わせは、
info@cloverpub.jp宛にメールでお願い申し上げます